元素の周期表

族/周期	1	2	3	4	5	6	7	8	9	10	11	12	13	14	15	16	17	18
1	1 H 水素 1.008																	2 He ヘリウム 4.003
2	3 Li リチウム 6.94	4 Be ベリリウム 9.01											5 B ホウ素 10.81	6 C 炭素 12.01	7 N 窒素 14.01	8 O 酸素 16.00	9 F フッ素 19.00	10 Ne ネオン 20.18
3	11 Na ナトリウム 22.99	12 Mg マグネシウム 24.31											13 Al アルミニウム 26.98	14 Si ケイ素 28.09	15 P リン 30.97	16 S 硫黄 32.07	17 Cl 塩素 35.45	18 Ar アルゴン 39.95
4	19 K カリウム 39.10	20 Ca カルシウム 40.08	21 Sc スカンジウム 44.96	22 Ti チタン 47.87	23 V バナジウム 50.94	24 Cr クロム 52.00	25 Mn マンガン 54.94	26 Fe 鉄 55.85	27 Co コバルト 58.93	28 Ni ニッケル 58.69	29 Cu 銅 63.55	30 Zn 亜鉛 65.38	31 Ga ガリウム 69.72	32 Ge ゲルマニウム 72.64	33 As ヒ素 74.92	34 Se セレン 78.96	35 Br 臭素 79.90	36 Kr クリプトン 83.80
5	37 Rb ルビジウム 85.47	38 Sr ストロンチウム 87.62	39 Y イットリウム 88.91	40 Zr ジルコニウム 91.22	41 Nb ニオブ 92.91	42 Mo モリブデン 95.96	43 Tc テクネチウム [99]	44 Ru ルテニウム 101.07	45 Rh ロジウム 102.91	46 Pd パラジウム 106.42	47 Ag 銀 107.87	48 Cd カドミウム 112.41	49 In インジウム 114.82	50 Sn スズ 118.71	51 Sb アンチモン 121.76	52 Te テルル 127.6	53 I ヨウ素 126.90	54 Xe キセノン 131.29
6	55 Cs セシウム 132.91	56 Ba バリウム 137.33	57-71 ランタノイド	72 Hf ハフニウム 178.49	73 Ta タンタル 180.95	74 W タングステン 183.84	75 Re レニウム 186.21	76 Os オスミウム 190.23	77 Ir イリジウム 192.22	78 Pt 白金 195.08	79 Au 金 196.97	80 Hg 水銀 200.59	81 Tl タリウム 204.38	82 Pb 鉛 207.20	83 Bi ビスマス 208.98	84 Po ポロニウム [210]	85 At アスタチン [210]	86 Rn ラドン [222]
7	87 Fr フランシウム [223]	88 Ra ラジウム [226]	89-103 アクチノイド	104 Rf ラザホージウム [267]	105 Db ドブニウム [268]	106 Sg シーボーギウム [271]	107 Bh ボーリウム [272]	108 Hs ハッシウム [277]	109 Mt マイトネリウム [276]	110 Ds ダームスタチウム [281]	111 Rg レントゲニウム [280]	112 Cn コペルニシウム [285]	113 Uut ウンウントリウム [284]	114 Fl フレロビウム [289]	115 Uup ウンウンペンチウム [288]	116 Lv リバモリウム [293]	117 Uus ウンウンセプチウム [294]	118 Uuo ウンウンオクチウム [294]

ランタノイド: 57 La ランタン 138.91 | 58 Ce セリウム 140.12 | 59 Pr プラセオジム 140.91 | 60 Nd ネオジム 144.24 | 61 Pm プロメチウム [145] | 62 Sm サマリウム 150.36 | 63 Eu ユウロピウム 151.96 | 64 Gd ガドリニウム 157.25 | 65 Tb テルビウム 158.93 | 66 Dy ジスプロシウム 162.50 | 67 Ho ホルミウム 164.93 | 68 Er エルビウム 167.26 | 69 Tm ツリウム 168.93 | 70 Yb イッテルビウム 173.05 | 71 Lu ルテチウム 174.97

アクチノイド: 89 Ac アクチニウム [227] | 90 Th トリウム 232.04 | 91 Pa プロトアクチニウム 231.04 | 92 U ウラン 238.03 | 93 Np ネプツニウム [237] | 94 Pu プルトニウム [239] | 95 Am アメリシウム [243] | 96 Cm キュリウム [247] | 97 Bk バークリウム [247] | 98 Cf カリホルニウム [252] | 99 Es アインスタイニウム [252] | 100 Fm フェルミウム [257] | 101 Md メンデレビウム [258] | 102 No ノーベリウム [259] | 103 Lr ローレンシウム [262]

原子番号 — 1 H — 元素記号
水素 — 元素名
原子量 — 1.008

非金属元素
金属元素

＊天然で特定の同位体組成を示さない元素については，その元素の放射性同位体の質量数の一例を [ ] に示している。

基礎から学ぶ
食品化学実験テキスト

谷口亜樹子・古庄　律・松本憲一　編著

上田茂登子・浦本裕美・片平理子・小早川和也・舘　和彦
津久井 学・中川裕子・名取貴光・前田節子・若林素子　共著

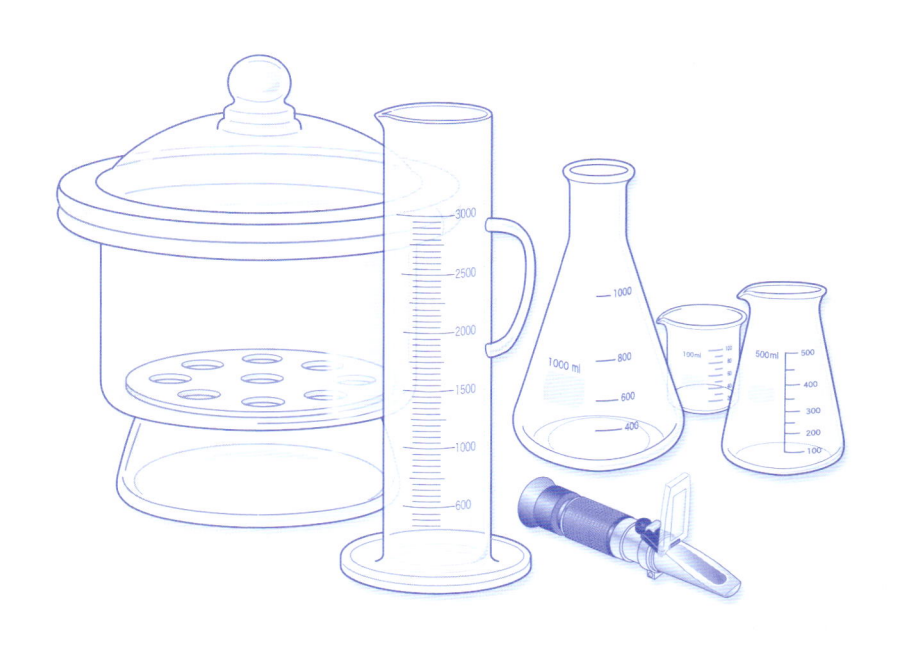

建帛社
KENPAKUSHA

まえがき

　食品化学実験の目的は，基礎実験を中心として，食品成分の定性・定量実験を行い，人間の健康維持・増進に不可欠な食品の成分量を測定するとともに，食品の栄養特性および機能性を理解することである。また，植物性食品，動物性食品，発酵食品などの性状を理解するために，品質判別，新鮮度試験などについても学んでいく。

　本書は，食品化学実験の授業で使いやすいテキストとなることを第一に考え，管理栄養士，栄養士および食品を学ぶ学生を対象として，次の点に留意しながら作成した。

1. 高等学校で化学を選択しなかった学生にも理解できるように，化学の基礎知識ならびに基礎的な実験を掲載した。
2. 実験テーマの掲載順は『日本食品標準成分表』に準じ，さらに食品の品質・性質にかかわる実験を掲載し，食品加工学・調理学などとの関係も理解できるようにした。
3. 選択の幅を考慮して59種類の実験テーマを収載した。
4. 実験テーマは基本的に1回の授業で完了するものとした。
5. 各実験の構成は，目的，原理，試料，試薬，器具，計算，課題，考察のポイント，実験操作の項目で統一した。
6. 実験操作は，基本的にフローチャートで示し，留意点，操作のポイントなどを並列して記述した。
7. 成分表の抜粋などを掲載し，実験結果との比較検討ができるように工夫した。
8. 項目ごとにイラストや図表で示し，視覚的な理解を図った。
9. 各実験テーマの構成は，ページ単位でわかりやすくした。
10. 実験時に読みやすくするために，大きめの活字とレイアウトを採用した。

　このように本書の内容構成は，基礎実験としての基礎知識や実験操作手順が容易に理解できるように留意し，実際に講義・実験をもつ先生方の指導方法などを導入して執筆した。しかしながら，本書執筆にあたり新しい試みのもとに編集したが，内容などに不備な点や不適切な記述など改良すべき点があると思われるので，今後さらによりよい内容に改善を考えているので，諸賢のご叱正・ご教示をいただければ幸甚である。

　終わりに，本書の出版にあたり，大変にご尽力くださった建帛社の皆様に心から感謝する次第である。

2014年8月

編者　谷口亜樹子
　　　古庄　律
　　　松本　憲一

● 目　　次 ●

I　実験の基礎知識

1. 実験の心得―楽しく，安全に実験を行うために― ………*2*
2. 実験器具の種類と使用方法 ………*2*
3. 実験器具の洗浄・乾燥・保管法 ………*6*
4. 物質量について ………*7*
5. 試薬の取り扱いと調製 ………*10*
6. 分析機器についての基礎知識 ………*14*
7. データを取り扱うための基礎知識 ………*17*
8. 有効数字の考え方 ………*20*
9. 物質量や濃度を表す単位 ………*23*
10. レポートの作成 ………*24*
● 化学計算練習問題 ………*26*

II　基礎実験

1. 容量分析：中和滴定 ………*28*
2. 容量分析：キレート滴定 ………*32*
3. 容量分析：酸化還元滴定 ………*34*
4. 容量分析：沈殿滴定 ………*36*
5. 溶液の密度測定 ………*38*
6. 食品のpH測定 ………*40*
7. 吸光分析（ビウレット反応によるタンパク質の定量） ………*42*

III　食品の栄養成分に関する実験

III-1　水分に関する実験の概要 ………*46*
 8. 常圧加熱乾燥法による定量 ………*47*
 9. 赤外線水分計による定量 ………*48*
III-2　タンパク質・アミノ酸に関する実験の概要 ………*49*
 10. ケルダール法による定量 ………*50*

目　次

　　11．ローリー法による定量　………54
　　12．ホルモール滴定法によるアミノ態窒素の定量　………56
　　13．加熱変性，pH変性，塩変性　………58
　　14．ニンヒドリン法によるアミノ酸の定性　………60
　Ⅲ-3　脂質に関する実験の概要　………………………63
　　15．ソックスレー抽出法による定量　………64
　　16-1．クロロホルム・メタノール混液法による定量　………68
　　16-2．脂質の定性実験　………70
　　17．油脂の化学的性状：ケン化価　………72
　　18．油脂の化学的性状：ヨウ素価（ウィイス法）　………74
　　19．薄層クロマトグラフィーによる分離・検出　………76
　Ⅲ-4　炭水化物・糖質に関する実験の概要　………………………78
　　20．差引き法による算定　………79
　　21．薄層クロマトグラフィーによる糖の分離・検出　………80
　　22．糖アルコール（コンブのマンニトール）の抽出　………82
　　23．還元糖の定性：モーリッシュ反応ほか　………84
　　24．フェノール-硫酸法による糖質の定量　………86
　　25．ソモギー変法による還元糖の定量　………88
　Ⅲ-5　灰分に関する実験の概要　………………………91
　　26．直接灰化法による定量　………92
　Ⅲ-6　ミネラルに関する実験の概要　………………………94
　　27．原子吸光分析によるナトリウムの定量　………95
　　28．エチレンジアミン四酢酸（EDTA）滴定法によるカルシウムの定量
　　　　　………96
　　29．フェナントロリン吸光光度法による鉄の定量　………98
　　30．モリブデンブルー比色法によるリンの定量　………100
　Ⅲ-7　ビタミンに関する実験の概要　………………………102
　　31．インドフェノール滴定法によるビタミンCの定量　………103
　　32．蛍光法によるビタミンB_1・B_2の定性　………106
　Ⅲ-8　食物繊維に関する実験の概要　………………………108
　　33．プロスキー変法による粗繊維の定量　………109

Ⅳ 食品の品質・機能性に関する実験

Ⅳ-1 品質・特性に関する実験の概要 ……112
- 34. 鶏卵の鮮度試験（透視検査，卵白係数，卵黄係数，ハウユニット，卵白 pH） ………113
- 35. 古米と新米の判別 ………116
- 36. ヨウ素-デンプン反応によるデンプンの糊化実験 ………118
- 37. 小麦タンパク質（グルテン・グルテニン・グリアジン）の分離 ………120
- 38. 果実の糖度・酸度および品質 ………122
- 39. 果実プロテアーゼによる食肉タンパク質の分解 ………124
- 40. 有機酸の定量 ………126
- 41. フォーリン・デニス法によるポリフェノールの定量 ………128
- 42. 抗酸化活性の測定（DPPH 消去活性） ………130
- 43. 牛乳の鮮度（アルコール凝固，乳酸酸度，pH） ………132
- 44. 牛乳カゼイン（乳清・カード）の分離 ………134
- 45. 牛乳中の乳脂肪測定 ………136
- 46. 油脂の乳化に関する観察 ………138
- 47. 油脂エマルション（W/O，O/W）型の確認 ………140

Ⅳ-2 色素に関する実験の概要 ……142
- 48. ヘム色素の加熱変化 ………143
- 49. タンニンの定量 ………144
- 50. カロテノイド，クロロフィルの分離 ………146
- 51. アントシアニン色素の色調変化 ………148
- 52. フラボノイド色素の抽出と呈色反応 ………150

Ⅳ-3 物性に関する実験の概要 ……152
- 53. 破断力測定（カードメーター） ………154
- 54. 粘度測定（オストワルド粘度計） ………156

Ⅳ-4 顕微鏡による観察の概要 ……159
- 55. 光学顕微鏡による結晶（デンプン粒）の観察 ………160

Ⅳ-5 褐変反応に関する実験の概要 ……163
- 56. 非酵素的褐変（アミノ-カルボニル反応，メイラード反応） ………164

目　次

　　　57. 酵素的（生物的）褐変（ポリフェノールオキシダーゼによる反応）
　　　　　　………166
Ⅳ-6　官能検査の概要　……………………………………………*168*
　　　58. 分析型官能評価　………*169*
　　　59. 嗜好型官能検査　………*170*

● 文献一覧　………*173*
● 化学計算練習問題解答　………*175*

● 執筆担当項目 ●

上田茂登子……実験2・15
浦本裕美……灰分に関する実験の概要，
　　　　　　実験1・4・24・26
片平理子……水分に関する実験の概要，
　　　　　　実験6・8・9・21・36
小早川和也……褐変反応に関する実験の概要，
　　　　　　実験13・45・47・51・56・58
舘　和彦……実験3・27・39・46
古庄　律……Ⅰ　実験の基礎知識，実験5・
　　　　　　7・16-1・16-2・50
津久井　学……顕微鏡による観察の概要，
　　　　　　実験10・19・55
中川裕子……タンパク質・アミノ酸に関する
　　　　　　実験の概要，物性に関する実験
　　　　　　の概要，官能検査の概要，
　　　　　　実験11・34・52・53・54・59

名取貴光……炭水化物・糖質に関する実験の
　　　　　　概要，ビタミンに関する実験の
　　　　　　概要，実験23・31・32・41・
　　　　　　42・57
谷口亜樹子……脂質に関する実験の概要，ミネ
　　　　　　ラルに関する実験の概要，品
　　　　　　質・特性に関する実験の概要，
　　　　　　実験18・28・29・30・36・40・
　　　　　　43・44・48
前田節子……色素に関する実験の概要，
　　　　　　実験22・49
松本憲一……実験17・25・35・37
若林素子……食物繊維に関する実験の概要，
　　　　　　実験12・14・20・33・38

I 実験の基礎知識

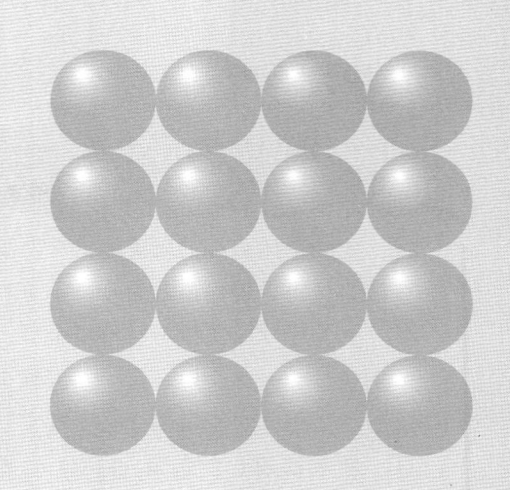

1. 実験の心得
2. 実験器具の種類と使用方法
3. 実験器具の洗浄・乾燥・保管法
4. 物質量について
5. 試薬の取り扱いと調製
6. 分析機器についての基礎知識
7. データを取り扱うための基礎知識
8. 有効数字の考え方
9. 物質量や濃度を表す単位
10. レポートの作成

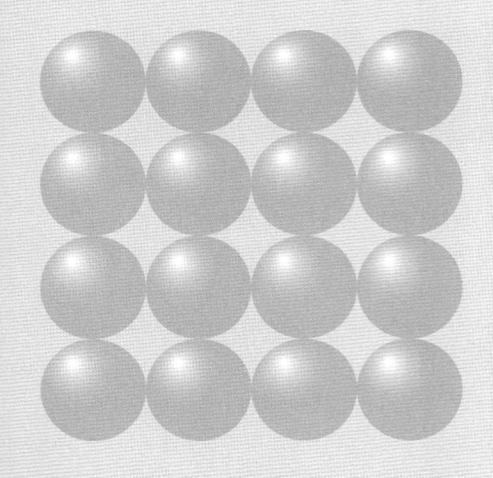

I 実験の基礎知識

1．実験の心得―楽しく，安全に実験を行うために―

① 実験を始める前に実験書を熟読し，他の書物なども参考にして実験計画を立てる。実験書に書いてあるとおりに手を動かすだけでなく，一つ一つの操作の意義を考える。
② グループで実験を行う場合は，勝手な行動を慎み，全員協力するとともに，各自観察およびデータ交換を行い，実験を進める。
③ マニキュアや指輪は必ずはずしてしまっておく。
④ 実験に適した衣類（白衣）と履物（スリッパは禁止）を着用し，タオルを常時身につける。髪の長い人は，必ず髪止めやゴムなどで束ねておく。
⑤ 実験に取りかかる前に，実験台および周辺の整理整頓を行い，試料，試薬，実験器具などの点検を行う。
⑥ 実験中は私語を慎み，みだりに実験台を離れたりせず，常に安全を心がける。
⑦ 事故が発生したら，すぐに指導者に知らせる。本人のみならず周囲の人も協力して機敏に適切な処置をとる。
⑧ 実験操作は，注意深く行うとともに，実験ノートを用意して観察結果を記録しておく。
⑨ 有毒ガスの発生，爆発の危険性をともなう実験，そのほか特別に指示された実験は，必ず指定された場所で充分注意して行う。
⑩ アルコール，エーテルなどの有機溶媒を取り扱う際は，引火しないように気をつける。使用した有機溶媒は，回収する。
⑪ 濃硫酸，濃アルカリ，そのほか毒劇薬の取り扱いは，慎重に行い，これらをピペットで採るときは，安全ピペッターを用いて吸引する。
⑫ 廃液（酸，アルカリ，重金属，有機溶媒）は，必ず指定された廃液容器に入れる。
⑬ 実験台上の整理整頓，器具の洗浄・片付け，周囲の清掃を行って実験を終了する。最後にもう一度，ガス，水道の栓，電源，窓の戸締りなどの点検をする。

2．実験器具の種類と使用方法

　実験にはいくつもの種類の器具を使用する。ガラス製，磁製，プラスチック製，金属製，木製と，素材により，その取り扱いは異なる。そのため，素材の性質をよく理解し，洗浄・乾燥・保管は決められた方法で行わなければ，後から使う実験者に迷惑をかけることにもなる。
　以下に実験で用いる代表的な器具の種類と使用法を説明する。

① **フラスコ**：ガラス製，各種プラスチック製，金属製，磁製のものがあり，容器として使ったり，加熱する反応容器として用いたりする。入れる量に合わせた適正な大きさを選ぶ。また，材質によって耐熱性，耐薬品性が異なるので用途に合わせて使用する。標線はあくまでも目安なので，指導者の指示がない限りメスシリンダーと同格に容量測定に用いてはならない。ケルダール分解フラスコは首の部分が長く，フラスコと冷却管を結合させる機能をもち，食品中の窒素定量に用いる。

② **ビーカー**：フラスコと同様の使い方をする。

③ **試験管**：試薬びんからの少量の試薬の取り置き，検体と試薬を反応させ定量や定性実験を行う目的で使用する。普通型，共栓付，ネジ口付のものがある。

④ **遠心沈殿管**：微小の沈殿や細胞懸濁液などを入れ，遠心分離機を使用して沈殿させるために用いる。ガラス製の沈殿管は4,000回転以上の回転には耐えられないため，注意が必要である。プラスチック製でも，形状と材質により，最高回転数が定められている。傷ついた遠心沈殿管は使用中に破損するおそれがあるので使用してはならない。

⑤ **冷却管**：ガラス製でフラスコなどを用いて液体を加熱，気化した気体を冷却し，液体に戻すときに用いる。蒸留，還流など目的別に各種冷却管がある。

⑥ **シャーレ**（ペトリ皿）：主に細菌の培養などに用いられるが，幅広の固体をのせて少量の試薬と反応させ定性反応などにも用いる。

⑦ **各種計量器**：一定量の溶液を調製したり，溶液を採取したりするときに用いる器具で，目的に応じた大きさと精度の計量器を用いる。計量器には大きく2種類あり，溶液を入れたときにその容量を示す体積になる**受用器具**（einguss：EまたはTC20℃と表示されている。20℃のときにその標線に合わせたときの容量）と，メスピペットやビュレットのように排出される溶液の体積を示す**出用器具**（ausguss：AまたはTD20℃と表示）がある。また，計量器は種類と大きさにより，体積許容差（公差）が異なるので，少量のものに大きな計量器を用いたり，小さな計量器で何回も計ったりすることは避ける。一般にメスフラスコ，メスピペット，ビュレットは精度が良く，次にメスシリンダーの順となる。メートルグラスや駒込ピペットの目盛りは，あくまで目安として用いる。

　　a．**メスフラスコ**：首の部分に標線があり，標線まで溶液を入れることで表示される一定体積となる。標準液を作成するようなときに使用する受用器具である。

　　b．**メスシリンダー**：円筒状の容器で最大体積を示す標線とその長さを等分にした目盛りが刻まれており，目盛の範囲で任意の体積を測定するために用いる受用器具である。

　　c．**ホールピペット**（全量ピペット）：中央部分に液溜の膨らみがあり，液溜の上部の管に標線がある。一定体積の液体を吸い上げ，別の容器に移動させるために用いる出用器具である。

　　d．**メスピペット**：最大体積量を示す標線とその長さを等分した目盛りが刻まれてお

り，目盛の範囲で任意の体積を計り取り，移動させるために用いる出用器具である。
　e．**ビュレット**：液体を一滴ずつ排出するためのコックがついている。中和滴定などの実験に用いる出用器具である。ビュレットを使用する場合，滴下を始めるときは常に0目盛りから始める。途中からの滴定は，誤差を生じる可能性がある。

　計量器の目盛りの付け方は，最大体積量が正確で，その後は長さを等分にし，目盛りを付けている。同容量の計量器は一見すると皆同じ太さ，長さであるが，厳密には歪みなどがあり均一ではない。そのため，体積許容差（公差）といわれる誤差があらかじめ含まれている（表1－1）。

表1－1　JISによる計量器の体積許容差（公差）

容量 (cm^3)	公差			容量 (cm^3)	公差	
	メスピペット (cm^3)	ホールピペット (cm^3)	ビュレット (cm^3)		全量フラスコ (cm^3)	メスシリンダー (cm^3)
1	±0.015	±0.01	—	10	±0.04	容量の1/50
2	±0.02	±0.01	—	20〜25	±0.06	容量の1/100
5	±0.03	±0.02	±0.02	50	±0.10	
10	±0.05	±0.02	±0.02	100	±0.12	
20	±0.1	±0.03	—	200〜250	±0.15	容量の1/200
25	±0.1	±0.03	±0.03	500	±0.30	
50	±0.2	±0.05	±0.05	1000	±0.60	
100	—	±0.1	±0.1	2000	±1.0	

　ピペット類を用いて計量する際は，上端に口をつけて吸い上げ，人差し指でピペットを押さえる。人差し指を緩めることで吸い上げた液を滴下しながら標線に合わせる。しかし，口をつけて吸い上げると誤飲する可能性があり，強酸・強アルカリ性溶液・刺激性溶液を口で吸い上げるのは非常に危険である。このため，近年では**安全ピペッター**を使用することが推奨されている。

　液を吸い上げたピペットは，必ず垂直に維持し，内容液がこぼれないように扱う（実験に慣れないと，液の入ったピペットを横に向ける光景をよく目にするが，これは先端から空気が入り，かえって液だれの原因となるので注意する）。また，ピペットの先端は，試薬液に入れる部分なので，ピペットの先端を持ってはいけない。これから使うきれいなピペットあるいは試薬でぬれているピペットは実験台の上に直接置かず，ピペットスタンドに掛けておく。

⑧　**磁製器具**：高温加熱を行うために磁製るつぼ，蒸発皿を用いる。また，大量の試料をろ過するためにブフナーロートや粉砕のために用いる乳鉢と乳棒がある。

⑨　**スタンド**：ろ過するときに用いるロート台は，ロートを受ける穴のあいた台が任意の高さで固定できる。ビュレットはスタンドにビュレット挟みを付して固定する。そのほ

か，実験装置は，リングやクランプ，クランプホルダーを用いて組み上げる。
⑩ **びん類**：少量の物質を天秤で正確に秤量するために用いる秤量びん，試料を保存するための細口びん，広口びん，蒸留水を洗浄に用いるための洗びん，指示薬などを入れ，スポイトで滴下するためのスポイト付きびんなど種類は豊富で，材質もガラス，プラスチック，金属などがあるので目的によって使い分ける。
⑪ **ロート**：ろ紙を用いてろ過する際に用いる三角型ロート，ろ紙を折り曲げずに平面で用いるブフナーロートや，二層に分離した液を分けるために用いる分液ロート（丸型，長型）がある。
⑫ **水流ポンプ**（アスピレーター）：簡便に減圧を作る器具として水道の蛇口に付して使用し，吸引ろ過などに用いる。減圧度は使用する水流の水蒸気圧が限界で，水の勢いや，溶けている溶媒により減圧度は低下する。有機溶媒を減圧すると有機溶媒が水道下水に混入し，環境汚染の原因となるため，水流ポンプと吸引びんの間にトラップを設置して冷却することで有機溶媒の下水への混入が防げるだけでなく減圧度の安定が保たれる。
⑬ **吸引びん**：吸引ろ過を行う際に用いる。ろ液をビーカーなどの容器に集めたい場合は，ろ過鐘を使うとよい。
⑭ **デシケーター**：シリカゲルなどの乾燥剤を入れ密封することで，外気の水分の影響を防ぐ容器である。ガラスまたはプラスチック製。減圧ができる真空用デシケーターもある。フタと本体の重なる部分にグリースを塗り，フタを密着させて使用する。
⑮ **コック**：水や気体をゴム管やガラス管で導入する際に通路を止めたり，方向を変えたりするための二方・三方コックがある。ゴム管を用い，水の導入を止める際は，金属製のピンチコックやスクリューコックが用いられる。
⑯ **道具類**
　　a．**薬サジ**：結晶や粉末の試薬，試料を容器から移すときに用いる。ステンレス製が多いが，金属腐食性の試薬を取り扱う場合には，プラスチック製を用いる。
　　b．**るつぼばさみ**：直接手で触れないものや手で触ることによる汚染を防ぐために用いる。実験台に置くときは，器具をつかむ部分を上に向けて置く。
　　c．**セラミックス付き金網**：ビーカー，フラスコなどをのせて加熱するときに使用する。以前はアスベストが使われていたが，現在はセラミックスが使用されている。
　　d．**バーナー**：ブンゼンバーナーがよく用いられる。下のリングがガス量，上のリングが空気量を調節するもので，両者を上手にコントロールして青い炎にして使う。
　　e．**ブラシ，スポンジ，たわし**：器具類を洗浄するために使用する。ブラシ類は大きさや形状が種々あるので，目的に応じた大きさのブラシを選択する。小さな容器に大きなブラシを用いると刷毛の部分が絡まって固まり，使えなくなるので避ける。また，器具の外側は，刷毛ではなくスポンジを用いるほうが効率的である。

f．**ろ紙，薬包紙**：ろ紙には，定性用と定量用があり，その他にも目的に応じ，紙以外の材質・形状のろ紙が数多く市販されている。結晶，粉末の試薬，試料を計り取る際には，正方形のパラフィン紙（硫酸紙）が薬包紙として用いられる。大きさも数種あり，選んで使用する。吸湿性の大きい試薬や試料を計り取るときは，秤量ボードを使用する。最近では，プラスチックの使い捨てのできるボードもある。

3．実験器具の洗浄・乾燥・保管法

1．洗浄法

　汚れた実験器具を使用すると実験結果に影響する。また，学生実験で使用する実験器具は個人所有ではなく共通使用のため，後で使う人のことも考えてきれいに洗浄しなければならない（皿やコップなどの食器類よりきれいでなければならない）。

① 汚れは乾燥すると器具に付着し，洗浄が困難になるので，直ちに洗浄ができない場合には，汚れの種類により，有機溶媒または洗剤で素洗い後，洗剤液に浸漬しておく。

② がんこな汚れやブラシが使えないピペットのような器具の場合は，洗剤液に長時間浸漬後，洗浄液につけたまま超音波洗浄器にかける。

③ ガラス器具はまず外側から洗浄し，その後，内側を洗うのが効率的である。汚れは，ブラシまたはスポンジに洗剤をつけて洗い，20回ほどよくすすいだ後，水をはじく場合は洗浄が不良なので，はじかなくなるまで再度洗う（洗剤の種類を変えることも有効である）。

④ 計量器の内側の洗浄は，できるだけブラシなどは用いない。傷がつき容量が変わるおそれがある。

2．乾燥法・保管法

① 洗浄した器具は，逆さに置きよく水を切った後，乾燥棚で自然乾燥するか，乾燥器に入れて加熱乾燥する。乾燥中は逆さにして，埃などが入らないようにする。

② 標線入りガラス器具は原則として高温での加熱乾燥は行わない。

③ プラスチック素材の器具は，耐熱温度をよく調べ，素材の耐熱温度の20〜30℃以下に乾燥温度を設定する。

④ 乾燥した器具は，所定の方法で器具棚などに収納する。ガラス器具はなるべく重ねないようにし，もし重ねるときは，間にきれいな紙片をはさむ。

⑤ 栓，ふたやコックなど組み合わせで用いる器具は，必ず組み合わせて一緒に置く。

⑥ すり合わせ器具は，すり合わせ部分に紙片をはさみ保存する。

⑦ 器具棚への収納は，奥に大きな器具，手前に小さな器具を置き，出し入れの際の破損を防ぐ。

4．物質量について

1．物質とは何か

　私たちは普段，何気なく物質（物）という言葉を使っているが，化学の世界では，物質は純物質と混合物に分けられる。さらに，**純物質**は1種類の元素からできている**単体**と，複数の種類の元素が結合した**化合物**がある。**混合物**とはいくつかの純物質が混ざり合ってできたものを指す。

物　質 ┬ 純物質 ┬ 単体：1種類の元素で構成される
　　　 │　　　 └ 化合物：複数の元素が結合して構成される
　　　 └ 混合物：複数の純物質の混ざり合い

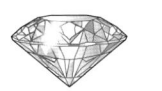

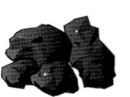

ダイヤモンドと石炭はC（炭素）だけからなる。

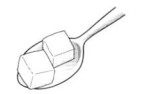

食塩はNaとClから，砂糖はC，H，Oの3つの元素からなる。

図1-1　物質の種類

2．元素と原子

　単体は1種類の元素でできている物と表現したが，実は元素は1種類の物質ではない。物質の化学的性質を表す最小単位は原子と呼ばれるものである。**原子**は，原子核の中に存在する陽子と中性子，原子核の周りをある一定の距離を自由に運動することができる電子（陽子や中性子よりもさらに小さく質量に影響をほとんど及ぼさない）から構成されている。

　原子にはそれぞれ呼び名が付けられており，その頭文字もしくは頭文字プラス区別しやすくするためのアルファベット1文字を加えて記号化して表現することが決められている。

　これを**原子記号**（または**元素記号**）という。

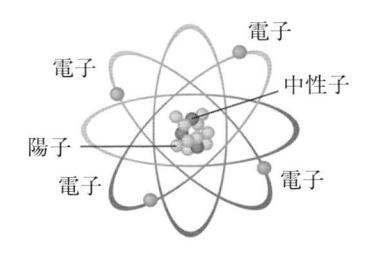

図1-2　原子の構造

　原子の化学的性質は，陽子の数によって決まることから陽子の数を**原子番号**といい，陽子と中性子の数を足したものを**質量数**という。そして，原子には同じ陽子数を持っていても中

Ⅰ 実験の基礎知識

性子の数が異なる同位体といわれる原子があり，同位体どうしの化学的性質はほとんど同じであることから，同一の原子番号をもつ原子の集合名詞を**元素**（正確には**化学元素**）と呼ぶ。原子番号は，高校野球に例えると，普通はピッチャーのナンバーが1番，キャッチャーは2番，ファーストは3番……というふうに背番号でポジションを表わしているのと似ている。原子にも背番号がありポジション（原子名）で仕事内容（化学的性質）が異なる。

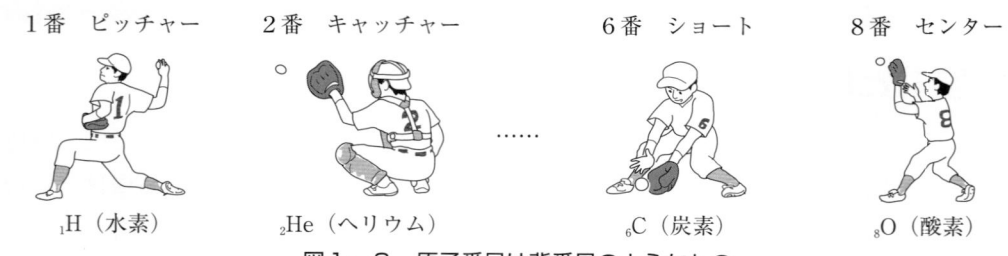

1番 ピッチャー　　2番 キャッチャー　　　6番 ショート　　　8番 センター

$_1H$（水素）　　$_2He$（ヘリウム）　　　$_6C$（炭素）　　　$_8O$（酸素）

図1-3　原子番号は背番号のようなもの

3. 原子の相対質量と原子量

原子1個は人間の目には見えない非常に小さな粒子であるため，1個の質量を測ることはどんなに感量の高い天秤をもってしても無理である。計算上では，水素原子1個の質量は 1.674×10^{-24} g（0.00000……1674 g，0が24個並ぶ），炭素原子1個の質量は 1.993×10^{-23} g になるが，このように小さな数字は取り扱うのが大変ややこしくなってしまう。そこで，質量数12の炭素原子の質量を12と置き換え，これを基準にして他の原子もわかりやすい数字で質量を表す。この質量を**相対質量**という。相対質量の求め方は，本当の炭素の質量と求めたい原子の質量の比が炭素の相対質量12と求めたい原子の相対質量の比と等しくなるので，比を立てた計算による。

^{12}C の質量　　1.993×10^{-23} g　→　12 とする

^{1}H の質量　　1.674×10^{-24} g　→　いくつになるか
　　　　　　　　　　　　　　　　　　　　↑Xとおく

1.993×10^{-23} ： 1.674×10^{-24} ＝ 12 ： X
炭素の質量　　　　水素の質量　　　　炭素の　　水素の
　　　　　　　　　　　　　　　　　相対質量　相対質量

X＝1.0079

このようにしてすべての原子について相対質量を求める。さらに，前述したように自然界の元素には相対質量が異なる同位体（中性子の数が異なる原子）が存在するものが多く，また，それぞれの存在比が決まっていることから，各元素の同位体の相対質量の平均値を計算した値を元素の**原子量**という。たとえば，炭素には ^{12}C（相対質量12）が98.90％，^{13}C（相対質量13.00）が1.10％存在していることから，次式で求められる

$$(\text{C の})\text{原子量} = (^{12}\text{C の})\text{相対質量} \times \frac{(^{12}\text{C の})\text{存在比}}{100}$$
$$+ (^{13}\text{C の})\text{相対質量} \times \frac{(^{13}\text{C の})\text{存在比}}{100}$$

$$\text{原子量} = 12 \times \frac{98.90}{100} + 13.00 \times \frac{1.10}{100}$$
$$= 12.01$$

このようにして同位体がある元素について同じように計算し，原子量を求めていく。化学の教科書や問題集の見開きによく載っている**周期表**には原子量は小数点5から6桁で書いてあるが，この桁数を使って計算するのは大変なので，一般には2桁（物によっては3桁）の原子量を使って計算する。

4. 分子量

1種類の元素からできている単体でも金（Au）などは1個の原子で安定して存在することができるが，水素（H）や酸素（O）などは電子（－）の存在する電子殻のもっとも外側（最外殻）の電子の数が安定状態を満たす数ではないため，隣の原子と電子を共有して安定する（共有結合）か，ナトリウム（Na）と塩素（Cl）のように異なった原子でも隣どうしで電子を授受する関係（イオン結合）によって安定した状態を作り出そうとする。このようにして2個以上の原子どうしが結合して安定した状態になっているのが**分子**である。

分子量は分子の相対質量のことで，分子式中の原子の原子量の総和で求められる。たとえば，水は分子式でH_2Oと書き，これは水素原子2個と酸素原子1個が結合したという意味で，Hの原子量は1.0，Oの原子量は16.0なので，水の分子量は$1.0 \times 2 + 16 = 18$となる。

分子量は分子の相対質量なのに対して，**式量**はイオン式や組成式から計算できる数値になるが，式量もイオン式や組成式中の原子の原子量の総和で求められる。たとえば，塩化ナトリウムは組成式NaClで表され，Naが1個，Clが1個で構成されることから，Naの原子量が23.0，Clの原子量が35.5なので，式量は$23 + 35.5 = 58.5$となる。

5. モル（mol）

原子や分子はとても小さく，肉眼でとらえることは不可能である。また，それらを1個，2個と数えたり，その質量を測ることは無理である。そこで，扱いやすくするために原子，分子，イオン，電子などの粒子が，ある一定の数だけ集まったものを1単位（一定の数とは**6.02×10^{23}個＝アボガドロ数**個の集団）として，それを1**モル**（mol）と呼ぶことにしている（難しそうだが，実は鉛筆12本を1ダースといっているのと何も変わりない，ただの単位の変換である）。

● **モルを質量に換算する** モルは，原子や分子の粒子数を数えるための単位である。しかし，実際に試薬を作るときには粒子の数を数えることはできないので，天秤を使って質量

を計るという方法がもっとも優れた方法である。そこで，計り取った質量（g）をモル数へ，あるいは計り取りたいモル数を質量（g）へ変換しなければならない。その方法として原子量や分子量に質量の単位であるグラム（g）を付ける。原子量にgをつけた質量を1グラム原子という。また，分子量にgをつけた質量を1グラム分子という。実はこれらの値が，いずれも物質の1モルすなわち$6.02×10^{23}$個の質量を表している。

実際にシュウ酸という物質のモル濃度を計算してみるとシュウ酸の分子量は90である。これにg/molという単位をつけ90（g/mol）がシュウ酸の1グラム分子となる。このシュウ酸を0.9g計り取ったとすると，そのモル数は

$$\frac{質量（g）}{1グラム分子（g/mol）} = モル数（mol）$$

で計算することができるので，次式の値になる

$$\frac{0.9（g）}{90（g/mol）} = 0.01\ mol$$

実際の化学反応は，固体どうしを混合しても反応することはほとんどないため，溶媒（水やアルコールなど）に物質（溶質）を溶解して混合することで反応させる。そのため，モル数を用いた溶液を作成するにあたっては，溶液1L中に溶けている溶質のモル数を**モル濃度**と呼び，mol/L（M）と記すことにしている。

5．試薬の取り扱いと調製

1．試薬の種類

さまざまな実験を行ううえで試薬の調製は重要である。試薬調製の良し悪しは，実験の成否を大きく左右する。グレードの高い高価な試薬を使ってもよいが，実験に適した試薬を選択するべきである。市販されている試薬には，用途，品質などから，①**一般試薬**，②**特定用途試薬**，③**標準試薬・標準溶液類**の3種類に大別される。国内の試薬の規格としては，日本工業規格（JIS）と認証試薬規格（NR）があり，試薬によっては，メーカーが独自に規格を設けているものもある。

2．試薬調製の一般的留意点

① **試薬は必要な量を調製する**：実験の初心者は，実際に試薬を使用する量が100 mL程度であるのに，実験書に1L分の調製法が書かれているので1Lの試薬を調製してしまう場合

が多々ある。試薬は保存中に環境的な要因により変質しやすいものも多いので，必要以上に大量の試薬を調製して長期間保存することは避けるように心掛ける。

② **試薬の性質をよく確かめてから使用する**：試薬によっては，爆発性や発火性の強いもの（例：ピクリン酸，金属ナトリウム），人体に有毒な劇物，毒物（例：酢酸カドミウム，シアン化ナトリウム）など危険を伴うものもあるので，取り扱いには細心の注意が必要である。よく使用している塩酸や水酸化ナトリウムも直接に皮膚にふれたり，目に入ると非常に危険なので注意を払う。試薬の調製を行うときには，劇毒物を取り扱うこともあるので，白衣を着用し，保護メガネや研究用ゴム手袋，マスクを着用した方がよい。

3．試薬調製の実際

（1）固体試薬からの試薬溶液の調製

1）固体試薬の取り出しと秤量

① 固体試薬は薬さじ（スパーテル）を使って試薬びんから取り出す。この際，薬さじは必ず1つの試薬だけに使い，別の試薬の取り出しには，別の薬さじを使用する（試薬の汚染を防ぐ。英語 contamination を略してコンタミという）。

② 薬さじの材質には，ステンレス，プラスチック，テフロン製などがあり，サイズもさまざまなので適応したものを使用する。

③ 標準液の調製などで試薬を秤量する際は，電子化学天秤で 0.1〜1 mg オーダーで正確に秤量（精秤）する。一般試薬の調製は，電子上皿天秤で秤量する。

④ 吸湿性の高い試薬（水酸化ナトリウムや水酸化カリウムなど）は，蓋付の秤量びんを用いて吸湿しないように手早く秤量する。

⑤ 結晶の大きな試薬や固化している試薬（モリブデン酸アンモニウムやメタリン酸など）は，あらかじめ乳鉢で結晶を細かく砕いてから秤量する。

2）固体試薬の溶解

① 秤量した試薬を水に溶かす場合，普通はビーカーや三角フラスコなどのガラス容器に水を入れてガラス棒などで撹拌しながら試薬を加えて溶解する。

② 水酸化ナトリウムなど溶解時に発熱反応を伴う試薬は，肉厚の薄いものを使用し，容器の周囲を水や氷で冷やしながら徐々に加える。

③ 加温溶解が必要な場合は，家庭用のホットプレートを利用すると便利である。また，溶解に長時間要する場合は，マグネティックスターラーを用いる（ホットプレート付のものもある）。

3）試薬溶液の定容

溶解した試薬を一定の容積に合わせるには，メスフラスコやメスシリンダーなどの計量器を使う。作成した試薬を標準溶液で滴定して正確な濃度と力価（ファクター）を求めるのであれば，その試薬は大まかに定容されていても差し支えない。

Ⅰ　実験の基礎知識

（2）液体試薬の試薬調製

1）液体試薬取り扱いの注意点

① 次亜塩素酸ナトリウム，アンモニア水，過酸化水素水，ジエチルエーテルなど保存中に成分が分解してガスを発生するものや，成分の気化により容器内に大きな内圧がかかるものがあるので，試薬によっては冷蔵で保存し，気化を防止する。開栓するときにガスとともに液体が飛散することもあるので，顔の近くや他人に向かって開栓しないよう注意する。

② 濃塩酸，濃硝酸，酢酸，アンモニア水など開栓時に発煙や強い臭気を放つような試薬は，ドラフト内で取り扱う。

2）液体試薬の取り出し

① 試薬ラベルが貼り付けてある方を手に持ち，ガラス棒を伝わらせながら慎重に他の容器へ移す。

② 一定量の試薬を取り出すときには質量を計り取ったほうが正確であるが，腐食性，刺激性のガスを発生する塩酸，硫酸，硝酸，過塩素酸などは天秤で計ることは困難である。このような試薬は，その密度（g/mL）を調べて，以下の式から必要な容量を求め，ピペットやメスシリンダーで計り取る。溶液の密度がわからない場合は，標準比重計を使って密度を測定する。

$$容量（V）=\frac{質量（W）}{密度（d）}$$

主な市販液体試薬の濃度を表1－2に示した。

③ 試薬の取り出しにピペットを使用するときには，安全ピペッターを装着するか，微量であればマイクロピペットを使用し，絶対に口で直接吸い上げてはならない。

④ 計り取った液体試薬を溶媒で希釈する際には，通常，溶媒の方へ少量ずつ加える。特に発熱反応が大きい硫酸を希釈する場合は，肉厚の薄いガラス容器を水や氷で冷却しながら慎重に行う（操作を逆に行うと，硫酸が飛散し非常に危険である）。

表1－2　市販液体試薬の濃度

試薬名	化学式	密度（15℃）	質量（%）	モル濃度(M)
塩　酸	HCl	1.19	37	12
硫　酸	H_2SO_4	1.84	96	18
硝　酸	HNO_3	1.42	70	16
		1.38	61	13
リン酸	H_3PO_4	1.70	85	15
酢　酸	CH_3COOH	1.06	98	17
過塩素酸	$HClO_4$	1.55	60	9
アンモニア水	NH_4OH	0.90	25	15

4. 試薬の保存

　調製した試薬は，試薬びんに入れて保存する。試薬びんには，液体試薬を入れる細口びん，固体試薬を入れる広口びんがあり，また，遮光のためには褐色びんを用いる。材質は，ガラス，ポリエチレン（PE），ポリプロピレン（PP），テフロンなどがある。試薬の種類によっては，材質を腐食するものがあるので，耐薬品性を調べて適切な容器を使用する必要がある。表1-3に試薬の性質と保存法を示した。

　また，試薬を容れたびんには，いつ，だれが，何を，どのような濃度で調製したかが判るようなラベルを必ず張りつける。

表1-3　試薬の性質と保存方法

試　薬	性質・留意点・保存法	
水酸化ナトリウム フッ化水素 アンモニア水 過酸化水素水	ガラスを侵食しやすい。	ポリエチレン製びんに保存。
濃硝酸 臭素 エーテル ヘキサン クロロホルム アルコール	ポリエチレンを侵食する。	ガラス製びんに保存。
硝酸銀 クロロホルム アニリン	光によって変化する。	褐色びんで保存するか，黒いビニールや紙で覆う。
塩化マグネシウム無水和物 亜硝酸カリウム 水酸化ナトリウム	潮解性，吸湿性が高い固体試薬。	デシケーター内で保存。
リン酸水素2ナトリウム12水和物 炭酸ナトリウム10水和物	結晶水を含む試薬は，長期間保存すると結晶水を失う。	密栓して保存。
リン酸緩衝液 トリス緩衝液	カビ，バクテリア，微細藻類などの微生物が繁殖しやすい。	冷蔵庫や低温庫で保存。
濃塩酸 発煙硫酸 濃硝酸 アンモニア水	刺激性ガス，毒性ガスを発生するため隔離して保存。 試薬から発生するガスどうしが反応して結晶を作ったり（塩酸＋アンモニア水→塩化アンモニウムなど），発火爆発する（次亜塩素酸＋アンモニアなど）場合があり，注意。	
アセトン メタノール エタノール エーテル	引火性有機溶媒は低温で保存したほうがよい。 ただし，家庭用冷蔵庫では，揮発したガスと冷蔵庫のサーモスタットやコンプレッサーとの間で火花放電が起こり，引火して爆発の危険性があり，絶対に避ける。 実験室用の防爆型冷蔵庫・冷凍庫に保存する。	

5. 試薬・実験廃棄物の処理

環境に留意した生活が提唱されており，実験室もその対象になる。廃棄物の分別には注意し，資源ゴミ，可燃ゴミ，不燃ゴミに分け，排出後の作業に差し障らないようにする。特に医療系産業廃棄物と指定されたゴミが普通ゴミに混入すると，全てが医療系産業廃棄物扱いにされるおそれがある。

① 実験室における廃棄物は破損したガラス器具や試薬びん，金属片とプラスチックおよび古紙などの資源ゴミと，汚れた紙（ろ紙，薬包紙）や雑巾などの布類，木片などの燃えるゴミに分別し捨てる。

② 注射器や注射針，シャーレなどの医療系産業廃棄物は感染性の廃棄物として分別する。

③ 実験に使用して薬品で汚染した破損ガラス器具や試薬びんに残留する試薬についての処理法は使用者しかわからないので事故防止のため，しかるべく処理を行ってから捨てる。

④ 廃液については，強酸，強アルカリ性の薬品を実験室内の流しに捨ててはいけない。排水管が腐食され，水漏れの原因にもなる。捨てるときは必ず中和して，pH 5～9程度にしてから捨てる。

⑤ 廃液の中に重金属イオンを含む場合は，流しに捨てずに重金属含有廃液溜に回収する。

⑥ 有機溶媒は絶対に実験室の流しに捨ててはならない。排水管はプラスチック製のため，腐食し，水漏れや引火事故の原因となる。有機溶媒は，ハロゲン含有溶媒と非ハロゲン含有溶媒に分け，それぞれの有機溶媒溜に回収する。特にジクロロメタン，クロロホルムなどハロゲン含有溶媒は，排水に混入することのないように注意する。

6. 分析機器についての基礎知識

1. 吸光分光光度計

吸光分光光度計は，試料物質の溶液に光（200～800 nm）を照射して，吸収極大付近の吸光強度より試料物質の濃度を定量分析する，または吸収スペクトルを測定し，吸収極大の位置と波形より定性分析する方法である。定量分析においては，吸光度（A）は物質のモル吸光係数（ε），試料濃度（c），光路長（l）の積に比例するというランベルト・ベールの法則に従っている。

ランベルト・ベールの法則

吸光度（A）＝ モル吸光係数（ε）× 試料濃度（c）× 光路長（l）

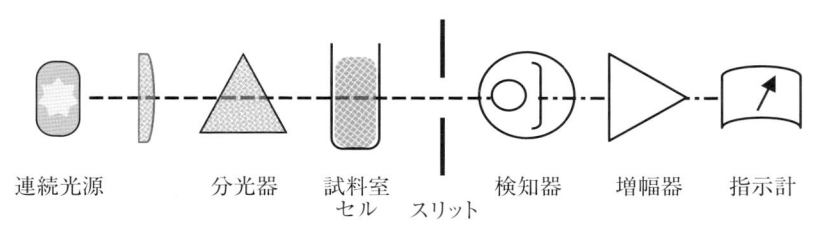

連続光源 　分光器　 試料室セル　 スリット　 検知器　 増幅器　 指示計

図1－4　吸光分光光度計の原理（模式図）

2．蛍光分光光度計

　物質は光を吸収することで励起状態に達した後，エネルギーを失って再び基底状態に戻る。一般的にはエネルギー失活の過程は熱エネルギーとして放出する無放射遷移または分子間エネルギー遷移である。しかし，ある特定の構造を有する物質は，エネルギーを再び光エネルギーとして放出する。この放出される光を蛍光といい，蛍光分析では吸収極大付近の蛍光強度より試料物質の濃度を定量分析する，またはその蛍光スペクトルを測定し，極大の位置と波形より定性分析する方法である。吸光分光光度計と蛍光分光光度計との違いは，前者がセルの中を直進する透過光の強度を測定しているのに対して，後者は発生する蛍光強度を透過光の直角の位置で測定することである。

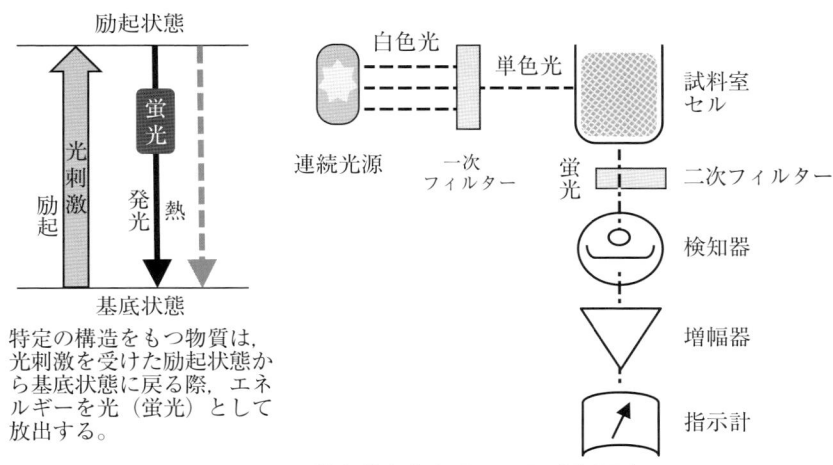

特定の構造をもつ物質は，光刺激を受けた励起状態から基底状態に戻る際，エネルギーを光（蛍光）として放出する。

図1－5　蛍光分光光度計の原理（模式図）

3．原子吸光光度計

　有機化合物を硝酸や硫酸などで分解（湿式灰化）あるいはマッフル炉で乾式灰化して無機物とした試料を化学炎（フレーム）や黒鉛炉（フレームレス）中で加熱すると原子は解離し

て蒸気化する。発生した原子蒸気層の各原子に固有の光源から光を照射すると原子は励起状態となり，特定波長の光を吸収する。このとき，原子の吸光光度もランベルト・ベールの法則に従うことから，原子の濃度を測定することができる。通常の原子吸光法では，目的とする原子によって個別のランプに交換する必要がある

一方，近年開発された高周波誘導結合プラズマ（ICP）発光分析法では，励起エネルギーとして高周波で誘導したアルゴンガスのプラズマを使用するため，多元素を同時に分析することが可能である。

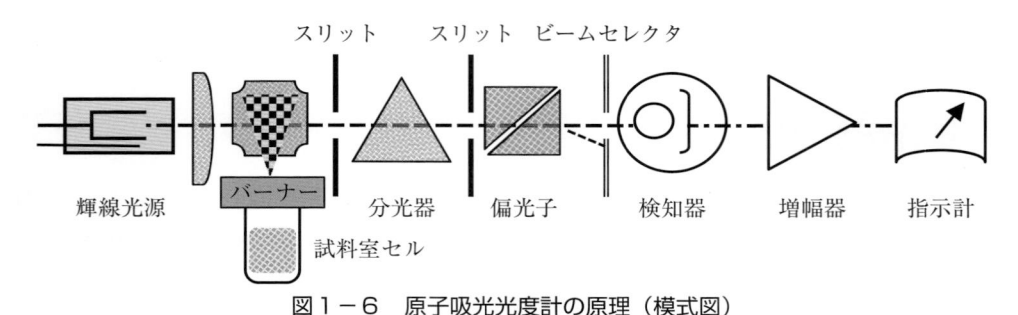

図1-6　原子吸光光度計の原理（模式図）

4．高速液体クロマトグラフィー

分析方法としては，カラムクロマトグラフィーの一種で，移動相をポンプで送液して高流量で高圧の溶媒をカラムに流すことで短時間に試料中の成分を分離分析することができる。英語で High Performance Liqid Chromatography と称することから HPLC と略される。装置としては，送液ポンプ，サンプルインジェクター，カラム，検出器（紫外部・可視部吸光光度計，蛍光光度計など），記録計が基本となっている。検出器で検出した物質量を電気信号に変えて横軸に時間，縦軸に検出強度をとることでクロマトグラムとして記録計に記録し，検出時間，検出強度から物資の同定・定量を行う。移動相の種類の組み合わせと混合比が無限大であることとカラムも多様性があることから食品の成分分析に限らず，医学，薬学，生化学，工学などさまざまな分野での分析に用いられている。

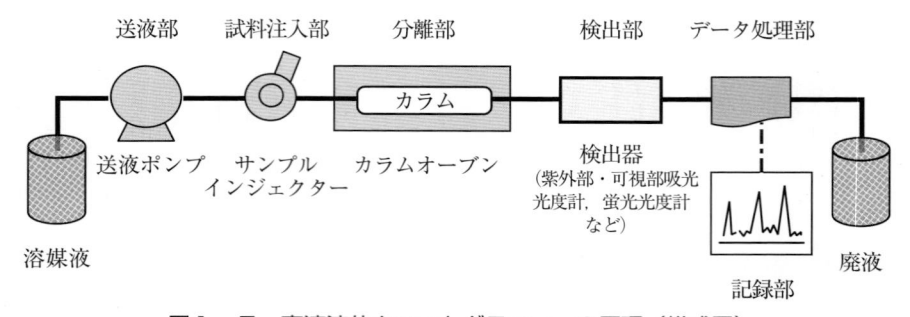

図1-7　高速液体クロマトグラフィーの原理（模式図）

5. ガスクロマトグラフィー

　香気成分など気化しやすい化合物の分析に用いられるカラムクロマトグラフィーの一種である。液体クロマトグラフィーと違い，試料と移動相が気体であることが特徴である。英語でGas Chromatographyと称することからGCまたはGLCと略す。サンプルインジェクターからシリンジなどで打ち込まれた液体あるいは気体試料は，高温の気化室で気化された後，窒素やヘリウムなどのキャリアガスによってカラムに移動する。カラム中で各成分は分離され，その後，検出器で電気信号に変換される。

　HPLCでは分析が困難な炭化水素，脂肪酸，アルコールなど沸点の勾配によって分離される物質の分析に優れるため，醸造，香料，油脂，石油化学などの分野で広く用いられる。装置としては，サンプルインジェクター，気化室，カラムオーブン，検出器が一体型となっていることが多く，これにカラムを装着し，記録計でピークの検出時間，高さ・面積を計算して分析する。

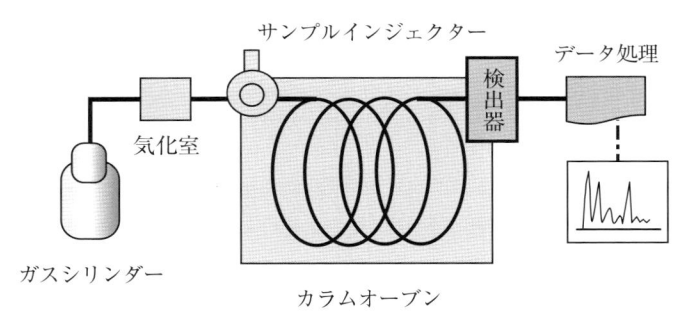

図1-8　ガスクロマトグラフィーの原理（模式図）

7. データを取り扱うための基礎知識

　実験データにはバラツキが生じるさまざまな要因（気温，湿度，試料の個体差，実験器具の公差，実験者のクセなど）が存在するため1つだけの測定値ですべての代表値とすることはできない。そこで1つの試料についても数回の分析を行い，さらに複数の試料を用いて分析してデータを得る必要性がある。得られたデータにはバラツキがあり，それら一つ一つの値を羅列してもあまり意味はない。そこで，集団が全体としてどのような特徴を持っているかを表わすことが必要になり，そのためには統計学的手法を用いることになる。統計学的手法によって得られたデータを使うと，たとえば同じ品種の野菜についても産地間での成分差があるかないかなどを比較することもできる。栄養学では，食品成分の比較だけでなく，ヒトの食事と疾病発症の関係，動物実験によるデータの群間比較など，さまざまな場面で統計学的手法を利用したデータ解析が必要になる。ここでは，授業でもよく使う，理解しておけば

Ⅰ　実験の基礎知識

便利な基礎的な統計学の用語とその意味について説明する。

1．平均値

　10個入りのMサイズの卵を2パック買ったとしよう。Mサイズの卵は58g以上64g未満と規格が決められているので，20個の卵の一つ一つは同じ質量ではなく，この範囲内にある。それぞれのパックから5個ずつを無作為に選んで，卵1個ずつの重さを測ったら次のような値が得られたとする。

パックA：61g，64g，60g，62g，61g
パックB：58g，61g，60g，60g，59g

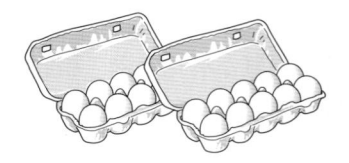

どちらも
Mサイズで
10個入り

　この2つのMサイズの卵のパックについて統計的手法を使って特徴を表してみる。
　まず，平均値を調べる。平均値（$\bar{X}$）とは，いくつかのデータ（X_i）の総和（ΣX_i）を，それらのデータの個数（n）で割った値である。

$$\bar{X} = \frac{\Sigma X_i}{n} = \frac{X_1 + X_2 + X_3 + X_4 + X_5 \cdots + X_n}{n}$$

パックAの平均値は　　　　　　　　　　　パックBの平均値は

$$\frac{61\,\mathrm{g} + 64\,\mathrm{g} + 60\,\mathrm{g} + 62\,\mathrm{g} + 61\,\mathrm{g}}{5} = 61.6\,\mathrm{g} \qquad \frac{58\,\mathrm{g} + 61\,\mathrm{g} + 60\,\mathrm{g} + 60\,\mathrm{g} + 59\,\mathrm{g}}{5} = 59.6\,\mathrm{g}$$

　平均値は，もっともよく利用される指標の一つで，わかりやすく，計算が正確にできるなどの長所がある。平均とは平（たいら）に均（なら）すという言葉の熟語で，バラツキのあるデータを均して平らにするという意味である。測定したAとBのパックの卵の平均値は，Aは61.6g，Bは59.6gなのでAの方が平均で2.0g重いと測定結果から考えられる。しかし，平均値はデータの中に極端に大きい数値や小さい数値がある場合や，データのバラつきが大きい場合には，その数値に大きく影響を受けるという短所ももつ。たとえば，10人のテストの点数を調べたとしよう。10点，20点，30点，40点，50点，60点，70点，80点，90点，100点であった場合の平均値は55点となる。また，9人が10点で一人だけ100点だった場合は，19点となる。
　前者は，10点の人も100点の人もいてバラつきが大きく，10人の得点がみな55点くらいとはいえない。また，後者は，9人が10点であるのに一人だけ100点なので平均点が9点も高くなって，みな19点ぐらいの得点だったということはいえない。平均値は，データの分布が比較的対照的な山型であり，バラツキが小さく極端な値が全データに大きく影響を与えない場合に有効である。

2．分散と標準偏差

（1）分 散

平均値の有効性について理解したところで，次に分散と標準偏差について理解する。A，Bそれぞれの卵のパックは個数が同じでMサイズの卵であっても，その質量にはばらつきがあることがわかる。ではどの程度のばらつきがあるのだろうか？　このばらつきを示すものが分散である。つまり，平均値から各データがどれくらいばらついているかを知るための指標である。すべてのデータについて（平均値－各データ値）を求め，足していくと0になってしまうが，すべてのデータについて（平均値－各データ値）^{2}を求め（偏差平方という），これを加算した偏差平方和Σ（平均値－各データ）^{2}を（標本数－1）で割ったものを**標本分散**という。

標本とは，例えばMサイズの卵が1万個あったと仮定する。これを**母集団**という。1万個の卵全部の質量を測定して平均値や分散を求めてもよいが，大変なのでその一部分を選んで測定して，その母集団の代表的な値とすることがある。これが**標本**である。この標本についての分散が標本分散である。通常，標本数が大きくなればなるほど，標本分散と母分散の値は近くなる。

$$標本分散 = \frac{\Sigma(\overline{X}-X)^2}{n-1} \quad *関数では，= vara（データ範囲）$$

これに対し，母分散は，偏差平方和を標本数（n）で割ったものである。

$$母分散 = \frac{\Sigma(\overline{X}-X)^2}{n} \quad *関数では，= var（データ範囲）$$

では，卵のパックAについて計算してみよう。

	61	64	60	62	61	$\Sigma(X-\overline{X})^2$
$(X-\overline{X})$	－0.6	2.4	－1.6	0.4	－0.6	
$(X-\overline{X})^2$	0.36	5.76	2.56	0.16	0.36	9.2

$\Sigma(X-\overline{X})^2=$　なので，この値を4（5－1）で割った値9.2÷4＝2.3が分散（標本分散）になる。

（2）標準偏差

分散は平均からのずれ具合を2乗した偏差平方和を（標本数 －1）で除した値なので，元のずれ具合をみるためには分散の平方根（ルート）をとって元に戻す必要がある。この元に戻した値が**標準偏差**と呼ばれるもので，母集団で計算した値は**母標準偏差**，標本で計算した場合は**標本標準偏差**といい，いずれも平均値に対するばらつきを表わしている。

$$\text{標準偏差} = \sqrt{\text{分散}}$$

ゆえに、パックAの卵5個の標本標準偏差は $\sqrt{2.3} = 1.516\cdots = 1.5$ となる。つまり平均値61.6 g に対して±1.5 g 程度のばらつきがあるといえる（通常は61.6±1.5 g と表記する）。同様に、パックBについて計算してみると平均値59.6 g、標本分散1.3 g、標本標準偏差1.1 g となるから、59.6±1.1 g と表記する。そうするとAとBのパックは両方とも同じくらいのばらつきがあり、平均的にはパックB5個の方がやや軽めの卵が集まっているということが考えられる。

8. 有効数字の考え方

1. 有効数字という手法

実験を行うと結果の多くは、測定値という数字で表される。また、得られた値に加減乗除をすることで目的の単位が与えられた数字となる。このときによく有効数字という数値を処理する手法が用いられる。有効数字を使って数字を丸めるという作業は、小数点以下の桁数の異なる加減算や乗除算、あるいは除算をして割り切れない場合、何桁まで表現するのかという質問に対する答えといってもよい。有効数字とは、数値の精度に関する表現であり、最小桁で表す場合と、全桁数で表す場合がある。

最小桁で表すというのは「小数第 n 位まで有効」と表現する。数値が整数の場合は「1の位まで有効」と表現する。化学天秤で質量を測定した結果、試料が1.2345 g であった場合は、小数第4位まで有効である。最小桁は測定器具の性能によって決まる。

全桁数で示す場合は「有効数字 n 桁」と表現する。1.23 g は有効数字3桁である。全桁数は測定器具の性能と試料の物理量によって決まる。

2. 有効数字と精度

では、0.0005 g と 1.23 g とでは、どちらの精度が高いか。0.0005 g は小数第4位まで有効で有効数字1桁である。一方、1.23 g は小数第1位まで有効であり、有効数字は3桁である。これら2つの値は最小桁も全桁数も違っているため、どちらの精度が高いかを直ちに判定することはできない。

以下に有効数字の取り扱いに関する注意事項を述べる。
● 末尾の0は有効数字の一部

1.23 g は 1.225〜1.235 g の範囲を指し、0.01 g の幅がある。一方、1.230 g は 1.2295〜1.2305 g の範囲を指していて 0.001 g の幅がある。これらの精度は10倍違うことになる。末

尾の0は有効な数字の一部であるため適当に削除したり追加したりしてはいけない。
● 先頭の0は有効数字ではない

　0.004321 L を単位変換すると 4.321 mL となる。0.004321 L は 0.0043215～0.0043205 L の範囲を指しており，0.000001 L の幅がある。

$$0.000001 \text{ L} = 0.000001 \times 1000 \text{ mL} = 0.001 \text{ mL} = 1 \text{ μL}$$

に等しい。一方，4.321 mL は 4.3215～4.3205 mL の範囲を指しており，同じように 0.001 mL ＝ 1 μL の幅を指していることから，両者は同じ精度をもっていることがわかる。つまり，最初の0は位取りを示すためのものであり，有効数字としては意味をもたない。これらの2つの数値はいずれも有効数字は4桁であり，単位をLで表すとき 4.321×10^{-3} L とすれば有効数字が同じであることに気付くはずである（非常に大きな数値や小さな数値を指数で表現する方法は，常に全桁数を明示するのでよく利用される）。

3．有効数字の丸め方

　次に，n 桁の有効数字で丸めるという作業は，単に n 桁に丸めるというだけではなく，異なるスケールの数字を統合して取り扱う点でより重要な技法である。

（1）基本は四捨五入

　有効数字の丸め方の基本は四捨五入である。ただし，このときに対象の数字が5の場合，その前の数が偶数なら切り捨て，奇数なら切り上げるのが決まりとなっている。つまり，先のように 1.230 g は 1.2295 g～1.2305 g の範囲と考えるとき，1.2295 g を有効数字4桁に丸めると，前の数字が9で奇数であるため切り上げて 1.230 g，1.2305 g では前の数字が0で偶数であるため切り下げて 1.230 g となる。この方法を用いないと0～9の範囲で5がすべて切り上げられ数値が上がってしまうことになり，丸めによる誤差の累積が生じることになる。

（2）加減算について

　秤量 200 g，感量 0.01 g の天秤に 10 g の試料をのせる。この場合の表示は 10.00 g となる。ここに，100.001 g の試料を加えたときの質量を考えてみよう。

　数学的には，次式のようになる。

$$10 \text{ g} + 100.001 \text{ g} = 110.001 \text{ g}$$

しかし，実際には 10 g は 10.005～9.995 g の範囲を示している。そこに 100.001 g を加えたとしても表示は 110.00 g となる。つまり，この天秤では小数第1位は信頼でき，小数第2位には不確かさがあり，小数第3位以下は感量以下なので信頼性はない。

　したがって，上式は，以下のように表すべきである。

$$10.00 \text{ g} + 100.001 \text{ g} = 110.00 \text{ g}$$

また,「≒」を使用することも間違いで,「≒」は近似値を示す記号であって 110.00 g というのは近似値ではない。この数値は,数直線上の 1 点を表しているのではなく,数値の範囲を示しているので「＝」を使うべきである。実験における測定値を表すことは,数学と同じではないと認識することが大切である。なお,このときに有効数字の全桁数は 4 桁から 5 桁に増えていることに注目しなければならない。

　減算の場合もまったく同様なことがいえる。同じ天秤で 100 g の試料を計り取った場合,試料の質量は 100.005〜99.995 g の範囲にある。ここから 10.001 g 取った場合は,最後の 1 は信頼性のない数字であるため残りは 90.00 g と表すのが正しい。このように実験での加減法は,使った数値の精度の低い方に制限される（加減算では最小桁が規定される）。

（3）乗除算について

　縦 21.321 cm,横 10.65 cm,高さ 5.3 cm の立方体の体積を求める。
数学的な計算では,

$$21.321 \text{ cm} \times 10.65 \text{ cm} \times 5.3 \text{ cm} = 1203.4638 \text{ cm}^3$$

と計算される。しかし,縦,横,高さのそれぞれの値について考えると,21.321（21.3205〜21.3215）cm,10.65（10.645〜10.655）cm,5.3（5.25〜5.35）cm の範囲を示すことから,

$$21.321 \text{ cm} \times 10.65 \text{ cm} \times 5.3 \text{ cm} =$$
$$(21.3205 \sim 21.3215) \text{cm} \times (10.645 \sim 10.655) \text{cm} \times (5.25 \sim 5.35) \text{cm} =$$
$$1191.5227 \sim 1215.4161 = 1203.4638 \pm 11.9523 \text{ cm}^3$$

という結果が得られる。

　この値は千の位は信頼できるが,百の位には不確かさがある。そこで,中心値 1203.4638 cm^3 の 10 の位を丸めて 1200 とし,10 の位以下は有効数字として意味をもたないと考え,1.2×10^3 cm^3 が答えとなる。

　つまり,21.321 cm は全桁数 5 桁,10.65 cm は全桁数 4 桁,5.3 cm は全桁数 2 桁であることから,乗除算においては,計算に用いる値の最も小さい全桁数である数字に規制されることがわかる。有効数字に注意して計算する際の重要なポイントは,有効桁数を測定値の中で一番全桁数が少ないものに合わせるという点である。

　なお,アボガドロ数（6.02×10^{23}）や気体定数 R（0.082）,あるいは円周率（π）のように厳密に決まっていたり,定義されていたりする値については,有効桁数を気にすることはない。

9. 物質量や濃度を表す単位

　実験で測定した値には，質量や濃度などを表すために単位が付けられる。現在，世界で標準的に用いられる基本単位は，**SI 単位**（SI 単位系：System International of Units）と呼ばれ，長さ（m：メートル），質量（kg：キログラム），時間（s：秒），電流（A：アンペア），温度（K：ケルビン），光度（cd：カンデラ），物質量（mol：モル）の MKSA 単位系である。これらの基本単位に **SI 接頭語**をつけて表示することで位取りが行われる（表 1 − 4 ）。

表 1 − 4　SI 接頭語

表記	定義	名称	表記	定義	名称	表記	定義	名称
E	10^{18}	エクサ	h	10^{2}	ヘクト	n	10^{-9}	ナノ
P	10^{15}	ペタ	da	10^{1}	デカ	p	10^{-12}	ピコ
T	10^{12}	テラ	d	10^{-1}	デシ	f	10^{-15}	フェムト
G	10^{9}	ギガ	c	10^{-2}	センチ	a	10^{-18}	アト
M	10^{6}	メガ	m	10^{-3}	ミリ			
k	10^{3}	キロ	μ	10^{-6}	マイクロ			

　溶液の体積を表す単位としてリットル（L または ℓ）がある。リットルは SI 単位ではないがよく使われるため **SI 併用単位**である。

　このほか，割合を表示するためによく使われる単位に百分率（％；パーセント）がある。食品系の実験でよく使われる％には以下のようなものがある。

① **質量百分率**［Wt％（あるいは W/W％）と表示する］：食品や試薬溶液 100 g 中に含まれている成分の質量の割合。

② **質量対容量百分率**［Wt/Vol％（あるいは W/V％）と表示する］：液体食品や試薬 100 mL に溶けている成分の質量の割合。

③ **容量対容量百分率**［Vol％（あるいは V/V％）と表示する］：液体食品や試薬 100 mL 中に溶けている成分容量の割合。

　百分率を用いる場合は単位表示をきちんと記載する必要がある。単位記載がなく％と書かれている場合は，通常，質量百分率であると考えてよい。

④ **百万分率（ppm）**，**十億分率（ppb）**さらに**一兆分率（ppt）**：ごく希薄な溶液や気体に用いられる ppm は，part per million の略で 100 万分の 1 ＝10^{-6} をさし，通常，濃度表示するときは mg/L や mg/kg を単位とする。ppb は part per billion の略で 10 億分の 1 ＝10^{-9} をさす。通常，濃度表示する場合は，μg/L や μg/kg を単位とする。

　＊本章末に，学生実験で必要とされるレベルの化学計算の練習問題を掲載した。4・7・8・9 節の記述を参照し，チャレンジしていただきたい。

10. レポートの作成

1. 学生実験とレポート

　学生実験では，その実験課題における原理や方法を学び，結果をだすことと同時にレポートの作成方法を身につけることが大切である。

　レポートには，レポート用紙1枚程度に簡潔にまとめることを要求される場合と，それぞれの項目について章立てを行い，詳細に書くことを求められる場合がある。前者は，通常の授業で行われる実験レポートであり，後者は卒業論文と考えてよい。スタイルは，基本的にはどちらも同じである。

　実験系授業のレポートで大切なことは，その実験が成功したこと，また失敗したことの報告ではなく，実験者が実施した実験結果を客観的にかつ分かりやすく指導者に伝える工夫がなされていることと，その結果から考えられる考察が簡潔にまとめられているかである。

2. 全体的な注意点

　レポートは，実施したことを報告するもので，'過去形'で，'である調'の文章を書くのが普通である。レポートに記載する内容は，実験日，標題，所属，学籍番号，氏名，目的，方法，結果，考察，所感，参考文献などである（天候，気温，湿度などを書くこともある）。

3. 記載項目と内容

① **目　的**：実施した実験が何を行うためのものであったのかを簡潔で明瞭に2～3行の文章にまとめることが望ましい。

② **方　法**：テキストの丸写しではなく，実際に実施した手順で書く。試料には試料名だけでなく，産地や収穫年度なども分かっていれば記載する。試薬，器具，操作は項目別に書く方法と，文章中に書き込んでいく方法がある。

③ **結　果**：結果は，最終的なものだけでなく，途中経過の観察，測定値，計算式も含めて記載する。測定値は，表やグラフで示すことでより分かりやすくなる。
　　計算式は，式中のそれぞれの値に単位をつけて表す。また，色の変化などはデジタルカメラで撮影した画像を貼り付けてもよい。

④ **考　察**：考察は，目的に沿って行われた実験の結果を文献などと比較して客観的に判断して妥当性のあるものかどうかを記述したり，結果から何が推察されるかを記述する。

● 実験レポートの例

提出日　○年○月○日

　　　　　所属　　　　学年　　　　学籍番号　　　　氏名

実験課題「ケルダール法によるきな粉中のたんぱく質量の定量」

実施日：○○○○年○○月○○日　　　　天候　　　　気温　　　℃　湿度

１．実験目的
　（例）試料中の全窒素量をケルダール法で求め，窒素−たんぱく質換算係数を乗じて試料中のたんぱく質量を算出することを本実験の目的とした。

２．実験材料および方法
(1) 実験材料：市販きな粉（平成○○年度○○産）
(2) 方法：ケルダール法
① 硫酸分解：試料 0.5000 g に分解促進剤 2 g，濃硫酸 20 mL を加えて分解フラスコ中で 3 時間加熱分解した。
② 水蒸気蒸留：純水で 100 mL に定容した試料 10 mL をパルナス・ワーグナーセミミクロ水蒸気蒸留装置を用いて 30% NaOH 存在下で 15 分（溜液約 80 mL）蒸留し，遊離したアンモニアを 10 mL の 4 ％ホウ酸に捕集した。
③ 中和滴定：0.01 M HCl でホウ酸に捕集したアンモニアを中和滴定した。滴定の終点は混合指示薬の緑色から灰青色に変化したところとした。

３．結　果
中和滴定を行った結果を以下の表に示した。

	ブランク	1回目	2回目	3回目	平均値
滴定値（mL）	0.10 mL	22.50 mL	22.70 mL	18.10 mL	20.43 mL

以下の計算式で試料 100 g 当りのたんぱく質量を求めた。

$$\frac{0.00014(g) \times (20.43-0.10)(mL) \times 1.001(F) \times (100\ mL/10\ mL) \times 5.71}{0.5086(g)} \times 100 = 31.98\ (g/100\ g)$$

以上の計算より試料きな粉中のたんぱく質量は 32.0 g/100 g

４．考　察
　実験結果から，きな粉中のたんぱく質量は 32.0 g/100 g であった。食品成分表では 35.5 g/100 g と記載されていることから，実験結果との間に 3.5 g/100 g，およそ 10％の差が認められた。しかし，3 回目の滴定値が他の 2 回よりも低値であるため，これを外れ値として計算すると 35.7 g/100 g となり，成分表の値とも近いことから，本実験に用いた試料きな粉中のたんぱく質は 35.7 g/100 g と判断された。

化学計算練習問題

解答は p.175

① 5％塩化ナトリウム溶液 20 g を作るには塩化ナトリウムと純水がそれぞれ何 g 必要か。
② 塩化ナトリウム 30 g に純水 120 g を加えた溶液の質量百分率濃度を求めよ。
③ 純水 100 g に NaCl を 20 g 溶かすと何％の NaCl 溶液ができるか。
④ 20％(W/W) のショ糖溶液 100 g を 10％(W/W％) にするために必要な 5％(W/W) ショ糖溶液は何 g か。
⑤ 10％(W/W) ショ糖溶液 200 g に 50％(W/W) ショ糖溶液 100 g 加えたときの溶液の質量百分率濃度を求めなさい。
⑥ 40％(W/W) ショ糖溶液（密度 1.14 g/mL）50 mL に純水 50 mL を加えた溶液の質量と密度を求めなさい。
⑦ 2.60 g の NaCl を純水に溶かして正確に 100 mL としたところ，この溶液の密度は 1.020 g/mL であった。NaCl の W/W％と W/V％を求めよ。
⑧ 結晶炭酸ナトリウム（$Na_2CO_3 \cdot 10H_2O$）を純水に溶かして，10％ Na_2CO_3 水溶液を 100 g つくるためには何 g の結晶炭酸ナトリウムが必要か。Na＝23，C＝12，O＝16，H＝1
⑨ 水酸化ナトリウムの化学式を書き，分子量を求めなさい。
⑩ 水酸化ナトリウム 4 g を純水に溶かし 100 mL の水溶液にした。この溶液の質量対容量百分率濃度（W/V％）を求めなさい。
⑪ ⑩で作った水酸化ナトリウム溶液を 10 mL とって純水で 100 mL にした。この溶液の質量対容量百分率濃度（W/V％）を求めなさい。
⑫ ⑪で希釈した水酸化ナトリウム溶液 1 mL は何 g の水酸化ナトリウムに相当するか。
⑬ シュウ酸・二水和物の化学式を書き，分子量を求めなさい。
⑭ シュウ酸・二水和物 1.2600 g を純水に溶かし 100 mL の水溶液にした。この溶液の質量対容量百分率濃度（W/V％）を求めなさい。
⑮ ⑭で作ったシュウ酸溶液 1 mL は何 g のシュウ酸に相当するか。
⑯ 0.5 M の水酸化ナトリウム溶液 500 mL 中には何 g の水酸化ナトリウムが溶けているか。
⑰ 0.1 M の炭酸ナトリウム溶液 200 mL を作るために必要な炭酸ナトリウム 10 水和物は何 g か。
⑱ 35％(W/W)，密度 1.14 g/mL の塩酸のモル濃度を求めなさい。
⑲ 96％(W/W)，密度 1.84 g/mL の硫酸のモル濃度を求めなさい。
⑳ 10％(W/W)，密度 1.02 g/mL のショ糖溶液のモル濃度を求めなさい。
㉑ 10％(W/W)，密度 1.06 g/mL の食塩水のモル濃度を求めなさい。
㉒ 0.1 M 塩酸 20 mL を中和するために必要な 0.1 M 水酸化ナトリウムは何 mL か。
㉓ 0.2 M 塩酸 10 mL を中和するために炭酸ナトリウムを用いて中和したところ，10 mL が必要であった。炭酸ナトリウムのモル濃度を求めよ。
㉔ 0.1 M 水酸化ナトリウム（力価：$F=1.010$）10 mL を中和するために 0.05 M 硫酸が 8 mL 必要であった。硫酸の力価を求めよ。
㉕ 未知濃度の酢酸 20 mL を中和するために必要な 0.01 M 水酸化ナトリウム（$F=0.9800$）は 10 mL であった。酢酸のモル濃度を求めよ。
㉖ 0.1 M の塩酸 200 mL を作るために必要な 12 M の塩酸は何 mL か求めよ。
㉗ 0.1 M の塩酸の pH を求めよ。ただし，塩酸は完全解離するものとする。
㉘ 0.01 M の水酸化ナトリウムの pH を求めよ。ただし，水酸化ナトリウムは完全解離するものとする。
㉙ 0.1 M の酢酸の pH と電離乗数を求めよ。ただし，酢酸の電離度は $\alpha=0.012$（18℃）とする。
㉚ 0.1 M のアンモニア水の pH を求めよ。ただし，$Kb=1.8\times10^{-5}$ とする。

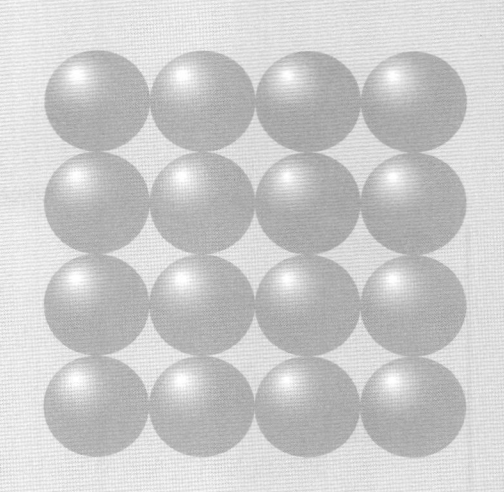

II 基礎実験

1. 容量分析：中和滴定
2. 容量分析：キレート滴定
3. 容量分析：酸化還元滴定
4. 容量分析：沈殿滴定
5. 溶液の密度測定
6. 食品のpH測定
7. 吸光分析（ビウレット反応によるタンパク質の定量）

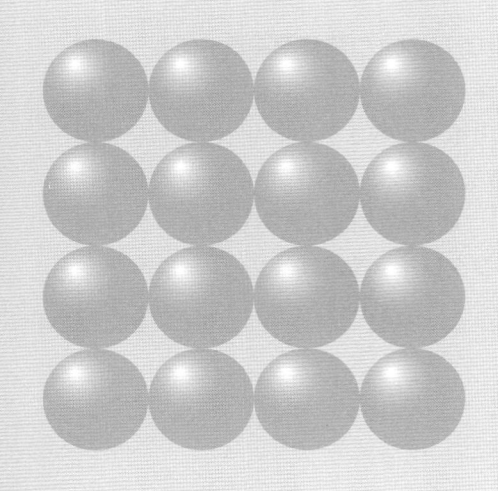

1. 容量分析：中和滴定

目的

中和滴定の原理を理解し，標準溶液の**力価**（**ファクター**；F）の求め方を身につける。指示薬の役割および各指示薬の特徴を知るとともに，標準溶液から中和滴定により試料の濃度を求める。

原理

酸と塩基（アルカリ）が反応して，塩と純水ができる反応を**中和反応**という。

$$\underset{1\times 2価（2H^+）}{\underset{シュウ酸}{\begin{array}{c}COOH\\|\\COOH\end{array}}} + \underset{2\times 1価（OH^-）}{2NaOH} \rightarrow \begin{array}{c}COONa\\|\\COONa\end{array} + 2H_2O$$

酸と塩基が過不足なく反応する（当量点：酸〔H^+〕と塩基〔OH^-〕が等しいモル濃度で反応）点を**中和点**といい，中和点では次の式が成り立つ。

$$a \times M \times V = b \times M' \times V'$$

　　　　　a：酸の価数　　　M：酸のモル濃度　　　V：酸の容量
　　　　　b：塩基の価数　　M'：塩基のモル濃度　　V'：塩基の容量

中和滴定とは，中和反応を利用して，酸または塩基の濃度を滴定により求める方法である。試料（塩基溶液または酸溶液）を濃度が正確にわかっている酸溶液または塩基溶液で滴定し，中和点までに要した標準溶液の容量から試料中の塩基または酸の濃度を求める。中和点を正確に知るためには，中和点付近の pH に変色域をもつ指示薬を選択しなければならない（⇒中和滴定曲線と pH 指示薬の解説，p.31 を参照）。

試料

食　酢

試薬

【実験 1：0.1 M 水酸化ナトリウムの力価の標定】●0.05 M シュウ酸標準溶液（調製法：特級シュウ酸 2 水和物〔分子量 126.07，1 mol は 2 g 当量：2 価〕を 6.3034 g 計り，水に溶解し，メスフラスコを使用して 1 L にする。例えば，計り取った重さが 6.3100 g であれば力価は F＝6.3100（実測値）/6.3034（理論値）＝1.001 となる。シュウ酸標準溶液の代わりに 0.05 M 硫酸標準溶液〔力価既知〕を用いてもよい。）　●特級水酸化ナトリウム（分子量 40.00，1 mol は 1 g 当量：1 価）　●1.0%フェノールフタレイン指示薬（フェノールフタレイン 1.0 g をエタノール 100 mL に溶解する。）

1．容量分析：中和滴定

【実験2：食酢中の酢酸濃度の定量】●0.1 M 水酸化ナトリウム標準溶液（力価既知，実験1で標定）　●1.0%フェノールフタレイン指示薬

器具

メスフラスコ（100 mL，500 mL），三角フラスコ（100 mL），ビーカー（200 mL），ビュレット（25 mL），ホールピペット（10 mL），駒込ピペット（1 mL），試薬びん，薬さじ，ロート，電子天秤，スターラーバー，マグネティックスターラー，秤量びん

計算

【0.1 M 水酸化ナトリウムの力価の標定】

$$0.1\,\text{M} \times 1\,\text{価} \times F \times 平均滴定値\,(\text{mL})$$
$$= 0.05\,\text{M} \times 2\,\text{価} \times F\,（シュウ酸標準溶液の力価）\times 10\,\text{mL}$$

$$0.1\,\text{M 水酸化ナトリウム標準溶液の力価}\,(F) = \frac{0.05 \times 2\,\text{価} \times F \times 10}{0.1 \times 1\,\text{価} \times 平均滴定値}$$

【食酢中の酢酸濃度の定量】

$$食酢中の酢酸濃度\,(\%:\text{w/v}) = 0.0060 \times V \times F \times \frac{100}{10} \times \frac{100}{S}$$

　　0.0060：0.1 M 水酸化ナトリウム溶液 1 mL に相当する酢酸のグラム数（g）
　　　　V：0.1 M 水酸化ナトリウム標準溶液の平均滴定値（mL）
　　　　F：0.1 M 水酸化ナトリウム標準溶液の力価［実験(1)で求めた値］
　　100/10：食酢の希釈溶液全量（mL）/ 滴定に用いた希釈食酢溶液量（mL）
　　　　S：試料（原液）採取量（mL）…10 mL

参考

＊酢酸（CH_3COOH，分子量＝60.05，1 mol は 1 g 当量：1 価，弱酸）

$CH_3COOH + NaOH \rightarrow CH_3COONa + H_2O$

課題

● 求めた 0.1 M 水酸化ナトリウム標準溶液の力価について，中和滴定の原理から考えられる予想値と比較してみよう。

● 求めた食酢中の酢酸濃度と，製品の表示値や『日本食品標準成分表』の同食品欄に示された酸度とを比較してみよう。

II 基礎実験

実験操作

(1) 0.1M 水酸化ナトリウムの力価の標定

● 0.1M水酸化ナトリウム溶液の調製

① 水酸化ナトリウム　2g

← 純水約 80 mL

② 溶　解

③ 定　容

④ 溶液を試薬びんに移す（これをA液とする）

① 水酸化ナトリウム2gを計り取る。

② スターラーバーを入れ，マグネティックスターラーで，完全に溶解する。

③ ②溶液を，ロートなどを用いてメスフラスコに移し，純水で500 mLに定容する。

④ よく混和後，溶液を試薬びんに移す。

● 力価の標定

⑤ A 液

⑥ シュウ酸標準溶液　10 mL

← ⑦ フェノールフタレイン 2〜3 滴

⑧ 滴　定

⑤ A液をビュレットに入れる。

⑥ 三角フラスコにホールピペットで計り入れる。

⑧ 無色から微紅色に変わり，20秒撹拌して消失しない点を終点とする。

(2) 食酢中の酢酸濃度の定量

① 食酢原液　10 mL

② 定　容

③ 試料希釈溶液　10 mL

← ④ フェノールフタレイン 2〜3 滴

⑤ 滴　定

① メスフラスコにホールピペットで計り入れる。

② 純水で100 mLに定容し，よく混和する。これを試料希釈溶液とする。

③ 三角フラスコにホールピペットで計り入れる。

④ 無色から微紅色に変わり，20秒撹拌して消失しない点を終点とする。

留意点・操作のポイント

【0.1 M 水酸化ナトリウムの力価の標定】

① 秤量びんなどに水酸化ナトリウムを計り取り（秤量値を記録），ビーカーに入れる。秤量びんに付着した水酸化ナトリウムは純水で洗いながらビーカーに移し入れ，完全に回収する。水酸化ナトリウムは空気中の水分を吸収して潮解しやすいので薬包紙は用いない。

③ ビーカー，ロートなどに付着した水酸化ナトリウムを水で洗いこみ，すべてをメスフラスコに回収する。

④ ラベルを貼り，調製溶液名，日付，班名などを記入する。

⑤ A液でビュレットを共洗いした後，改めてA液を入れ，ゼロに合わせる。途中から始める場合は，目盛を読みやすい位置に合わせて滴定を始める。目盛を小数第2位まで読み取る。滴定を3回行い，滴定値の平均値を求める。

【食酢中の酢酸濃度の定量】

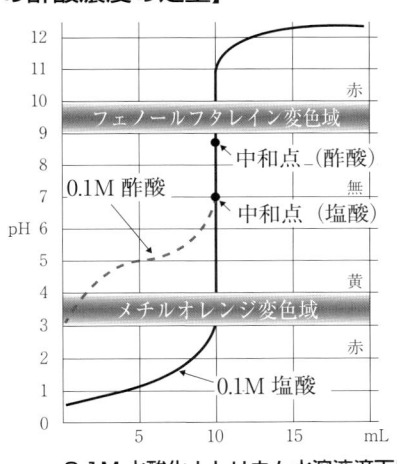

図 中和滴定曲線（0.1 M の塩酸と酢酸各10 mL を，0.1 M 水酸化ナトリウム水溶液で中和滴定した場合を表す。）

COLUMN 中和滴定曲線とpH指示薬

中和滴定において，加えた酸あるいは塩基溶液の容量と混合溶液のpHとの関係を示した図を**中和滴定曲線**という。pHは中和点付近で大きく変化する。pH変化は，① 強酸と強塩基ではpH 3～10，② 弱酸と強塩基ではpH 6～10となり，酸と塩基の組合せによって異なってくる。正確に中和点を見極めるには，このpH変化の範囲に変色域をもつ指示薬を用いる必要がある。①ではフェノールフタレイン（変色域：pH 8.2～9.8）やメチルオレンジ（pH 3.1～4.4），②ではフェノールフタレインが適当である。強酸には硫酸，塩酸など，弱酸にはシュウ酸，酢酸など，強塩基には水酸化ナトリウムなどがある。

2．容量分析：キレート滴定

目的

キレート滴定の原理を理解し，水の硬度を測定する。

原理

キレートとはギリシャ語でカニのはさみを意味する。キレートを形成する能力のある物質をキレート剤といい，キレート剤を用いて金属イオンを定量する方法がキレート滴定法である。最も多く用いられているキレート剤は**エチレンジアミン四酢酸（EDTA）**である。EDTA によるキレート滴定では，相手の金属イオンの電荷（価数）に関係なく，常に 1：1 のモル比で反応し，非常に安定な水溶性のキレート化合物を生成する。そのため実際の滴定においては濃度をモル数で表す。金属イオンの濃度が高いと終点の判定がむずかしいので通常 0.01 M 溶液を用いる。

金属イオンを含む溶液にキレート試薬を加えていくと，キレート生成反応により溶液中の金属イオンは減少する。金属イオンとキレート試薬との当量点付近では金属イオンの濃度が急変するので，適当な指示薬を用いれば鋭敏な変色が起き，滴定の終点を知ることができる。

金属指示薬として，エリオクロムブラックT（EBT または BT），2-ヒドロキシ-1-(2′-ヒドロキシ-4′-スルホ-1′-ナフチルアゾ)-3-ナフトエ酸（NN），ムレキシド（MX）などがよく用いられる。金属指示薬は金属イオンの濃度の変化に応じて明瞭な変色を示す一種のキレート剤であり，それ自身の色と金属キレート化合物の色とが異なることの応用である。なお，この滴定における呈色反応は，pH により影響を受け変化するため，滴定中は pH が一定になるように緩衝液を用いる。

試料

水道水，飲料水

試薬

●0.01 M EDTA 標準溶液（純水に溶けにくいので，標準溶液の調製には二ナトリウム塩を用いる。EDTA·2Na 2 水塩〔分子量 372.24〕を 80℃で 5 時間加熱乾燥後，放冷してその約 3.7 g を精秤し，純水で溶解し 1 L のメスフラスコで定容する。力価は，次式で算出する。

力価（F：ファクター）＝ 精秤値（g）／ 3.7224（g）〔使用の都度標定する。〕

●緩衝液（塩化アンモニウム 67.5 g を純水約 300 mL に溶解し，濃アンモニア水 570 mL を加え純水で全量を 1 L とする。pH 10.7 となる。） ●10％塩酸ヒドロキシルアミン溶液（塩酸ヒドロキシルアミン 10 g を純水で溶解し 100 mL とする。） ●EBT（エリオクロムブラックT）指示薬（EBT 粉末 0.5 g と塩酸ヒドロキシルアミン 4.5 g をエチルアルコール 100 mL に溶解し褐色びんに保存する。）

器具

三角フラスコ，褐色ビュレット，ホールピペット（50 mL），メスピペット（10 mL），安全ピペッター，駒込ピペット（1 mL）

計算

水の硬度は，水中のカルシウムイオンおよびマグネシウムイオン量を，それに相当する炭酸カルシウム（$CaCO_3$）の百万分率（ppm）に換算して表す。

$$試料水の全硬度（CaCO_3 として ppm）= 1.001 \times V \times F \times \frac{1000}{50}$$

1.001：0.01 M EDTA 標準溶液 1 mL に相当する $CaCO_3$ の mg 数
V：0.01 M EDTA 標準溶液の平均滴定値（mL）
F：0.01 M EDTA 標準溶液の力価
＊0.01 M EDTA 標準溶液 1 mL ＝ 0.01 M Ca^{2+} 1 mL ＝ 0.01 M Mg^{2+} 1 mL
　　　　　　　　　　　　　　＝ 0.01 M $CaCO_3$ 1 mL ＝ 1.001 mg $CaCO_3$

考察のポイント

● キレート化合物の生成反応は，特定の pH 域において定量的に進む。pH 10 において，指示薬として EBT を用いた場合の金属イオン（M）とキレート試薬（EDTA）の化学反応は以下のように進む。

① M ＋ EDTA → 【M－EDTA】（無色）

＊金属イオン（M）とキレート試薬（EDTA）は，1：1の割合で反応する。

② M ＋ 指示薬（青色）→ 【M－指示薬】（赤色）

＊指示薬（EBT）を加えると溶液は赤色を示す。

③ 【M－指示薬】（赤色）＋ EDTA → 【M－EDTA】（無色）＋ 指示薬（青色）

＊遊離の M が全て反応すると，EDTA の方が指示薬より強力なキレート作用を示すため EDTA は M－指示薬から M を奪い，指示薬本来の色を呈する。

実験操作

① 試料水　50 mL
← ② 10％塩酸ヒドロキシルアミン溶液　1 mL
← ③ 緩衝液　2 mL
← ④ EBT 指示薬　3～5 滴
⑤ 混和
⑥ 共洗い
⑦ 滴定
⑧ 終点

① ホールピペットで計り取り，三角フラスコに入れる。試料水に濁りがあればろ過をする。
② メスピペットで加える。
③ メスピペットで加える。
④ 駒込ピペットで加える。
⑤ カルシウムイオンまたはマグネシウムイオンが存在していれば溶液は赤～赤紫色を呈する。
⑦ 褐色ビュレットに準備しておいた 0.01 M EDTA 標準溶液で滴定。EDTA 溶液を加えすぎないように心がける。
⑧ 赤みが完全に消失し，青色になった点を終点とする。

3. 容量分析：酸化還元滴定

目的

過マンガン酸カリウム溶液を用いた酸化還元滴定の方法およびその原理を理解し，過マンガン酸カリウム滴定により，オキシドール中の過酸化水素を定量する。

原理

硫酸酸性下において，過マンガン酸カリウムと過酸化水素を反応させると，2 mol の過マンガン酸カリウムに対して 5 mol の過酸化水素が反応する。

$$2KMnO_4 + 3H_2SO_4 + 5H_2O_2 \rightarrow 2MnSO_4 + K_2SO_4 + 8H_2O + 5O_2$$

0.02 M の過マンガン酸カリウム溶液 1 L には，過マンガン酸カリウムが 0.02 mol 含まれ，過マンガン酸カリウム溶液 1 mL では，過マンガン酸カリウムは 0.00002 mol 含まれる。この過マンガン酸カリウム 1 mL と反応する過酸化水素は 0.00005 mol であり，このときの質量を過酸化水素の式量：34.01 を用いて計算すると，34.01 × 0.00005 = 0.0017005（g）となる。

試料

オキシドール（市販のオキシドールを純水で正確に 10 倍に希釈して用いる。）

試薬

●0.02 M 過マンガン酸カリウム標準溶液　●3 M 硫酸

器具

三角フラスコ（100 mL），メスシリンダー（50 mL），褐色ビュレット（25 mL），ホールピペット（10 mL），駒込ピペット（5 mL），恒温水槽

計算

オキシドール 100 mL 中の過酸化水素の質量を求める。滴定値を a mL，空試験の滴定値を b mL，0.02 M 過マンガン酸カリウム標準溶液の力価を F とすると，以下の式で求めることができる。

希釈したオキシドール 100 mL 中の過酸化水素の質量
$$= 0.0017005 \times (a - b) \times F = A \text{ (g)}$$

オキシドール 10 mL 中の過酸化水素の質量 = A × (100/10) = B（g）
オキシドール 100 mL 中の過酸化水素の質量 = B × (100/10) = C（g）

3．容量分析：酸化還元滴定

実験操作

① オキシドール10倍希釈溶液 10 mL
　← ② 3M 硫酸 5 mL
　← ③ 純水 30 mL
④ 加　温
⑤ 0.02 M 過マンガン酸カリウムによる滴定
⑥ 終　点
⑦ 同じ操作を3回行う

① 三角フラスコ（100 mL）にホールピペットで計り取る。
② 駒込ピペットを用いる。
③ メスシリンダーを用いる。
④ 恒温水槽中で60℃〜70℃に加温する。
⑤ 褐色ビュレットを0.02 M 過マンガン酸カリウム標準溶液で共洗いして入れた後，滴定を行う。
⑥ 淡紅色が30秒間消失しない点を終点とする。

＊空試験は試料溶液を蒸留水10 mLに換えて，同様に行う。

課題

● 市販のオキシドール原液に含まれる過酸化水素の含有量と実験で得られたデータを比較しなさい。データが大きく違うようであれば，その原因について考えなさい。
● 硫酸を用いて溶液を酸性にしているが，硫酸が少ないと中性またはアルカリ性となり，どのような反応を示すか考えなさい。
● 過酸化水素の還元剤としての働きについて調べなさい。
● 過酸化水素の酸化剤としての働きについて調べなさい。

操作のポイント

④ 加温は，60℃以下では反応速度が遅く，滴定がやりにくいため，溶液が冷めないうちに手早く行う。また，80℃以上では過マンガン酸カリウムが分解してしまうため，注意が必要である。

⑤ 0.02 M 過マンガン酸カリウム標準溶液は色が濃く，ビュレットの目盛りが読みにくいため，メニスカスは溶液の下端ではなく，上端を読む。

4. 容量分析：沈殿滴定

目的

モール法の原理を理解し，硝酸銀溶液の力価を求める方法を身につける。モール法を応用して食品中の食塩（塩化ナトリウム）を定量する。

原理

塩化ナトリウムを含む溶液に硝酸銀を滴下すると次の沈殿反応が起こる。

$$NaCl + AgNO_3 \rightarrow AgCl（塩化銀の沈殿）+ NaNO_3$$

このとき，クロム酸カリウム溶液（黄色）を指示薬として加えておくと，銀イオンと塩素イオンとの反応生成物である塩化銀（白色）の沈殿がまず現れ，溶液中に塩素イオンが無くなると，次の反応からクロム酸銀（赤褐色）の沈殿を生じる。

$$K_2CrO_4 + 2AgNO_3 \rightarrow Ag_2CrO_4（クロム酸銀の沈殿）+ 2KNO_3$$

これは，塩化銀とクロム酸銀の溶解度の差によるもので，赤褐色の沈殿が生じることで終点を知ることができる。

このように溶液中の食塩量を塩素イオン量から定量する方法を**モール法**という。逆にナトリウム量から定量する方法として**原子吸光法**がある。モール法の液性は，ほとんど中性（pH 6〜10）でなければならない。

試料

しょうゆ

試薬

●硝酸銀（分子量 169.87，1 mol は 1 g 当量） ●0.02 M 塩化ナトリウム標準溶液（分子量 58.44，1 mol は 1 g 当量，市販品〔力価既知〕） ●5％クロム酸カリウム溶液

器具

メスフラスコ（500 mL），三角フラスコ（100 mL），褐色ビュレット，ホールピペット（5 mL，10 mL），駒込ピペット（1 mL），メスシリンダー（10 mL），褐色試薬びん，薬さじ，薬包紙，電子天秤

計算

【0.02 M 硝酸銀溶液の力価の標定】

$$0.02\,M \times F \times 平均滴定値（mL）= 0.02\,M \times F'（塩化ナトリウム標準溶液の力価）\times 5\,mL$$

$$0.02\,M\,硝酸銀標準溶液の力価（F）= \frac{0.02 \times F' \times 10}{0.02 \times 平均滴定値}$$

注意 塩化ナトリウムと硝酸銀は，いずれも1価なので示した式は価数を省略している。

【しょうゆ中の食塩の定量】

$$\text{しょうゆ中の食塩量 (\%)} = 0.00117 \times V \times F \times \frac{500}{5} \times \frac{100}{10} \times \frac{1}{S} \times 100$$

　　0.00117：0.02 M 硝酸銀溶液 1 mL に相当する塩化ナトリウムのグラム数 (g)
　　V：0.02 M 硝酸銀標準溶液の平均滴定値 (mL)
　　F：0.02 M 硝酸銀標準溶液の力価
　　500/5：しょうゆの希釈溶液全量 (mL) / 滴定に用いた希釈しょうゆ液量 (mL)
　　S：試料採取量 (10 mL)

課題

● 求めた 0.02 M 硝酸銀標準溶液の力価について，沈殿滴定の原理から考えられる予想値と比較しなさい。

● 求めたしょうゆ中の食塩濃度と，製品の表示値や『日本食品標準成分表』の同食品欄に示された食塩相当量とを比較しなさい。

実験操作

(1) 0.02 M 硝酸銀溶液の力価の標定

● [0.02 M 硝酸銀溶液の調製]

| ① 硝酸銀　1.70 g |
| ② 定　容 |

① 硝酸銀 1.70 g を計り取る。
② 純水に溶解し，500 mL に定容し，褐色びんに移す（これを A 液とする）。

● 力価の標定

| ③ A 液 |
| ④ 0.02 M 塩化ナトリウム標準溶液　10 mL |
| ←⑤ 5％クロム酸カリウム　0.5 mL |
| ⑥ 滴　定 |

③ A 液を褐色ビュレットに入れる。
④ 三角フラスコにホールピペットで計り取る。

⑥ 15 秒間くらい撹拌して赤褐色が消失しない点を終点とする（三角フラスコの下に白紙を置いて滴定を行い，滴定が終了したものを色見本とするとよい）。

(2) しょうゆ中の食塩の定量

| ① しょうゆ原液　10 mL |
| ② 定容，さらに 10 倍希釈 |
| ③ 試料希釈溶液　5 mL |
| ←④ 水　10 mL |
| ←⑤ 5％クロム酸カリウム　0.5 mL |
| ⑥ 滴　定 |

① メスフラスコにホールピペットで計り取る。
② 純水で 500 mL に定容し混和する。さらに，ここからホールピペットで 10 mL とり，純水で 100 mL に定容し混和する。これを試料希釈溶液とする。
③ ホールピペットで計り入れる。
④ メスシリンダーで計り入れる。
⑤ 駒込ピペットで計り入れる。
⑥ 15 秒間くらい撹拌して赤褐色が消失しない点を終点とする。

5．溶液の密度測定

目的

　　塩化ナトリウム（食塩）溶液とショ糖溶液では同じ質量百分率濃度でも密度が違う。ここでは，実際にそれぞれ10（W％）の溶液100 gを作成して，体積，質量の関係から密度を求めて両者を比較する。

原理

　　溶液の密度は，ある溶液の単位容積もしくは単位体積当たりの質量を表わしており，**CGS単位系**では g/cm^3，**SI単位系**では kg/m^3 という単位が使われる。

※質量にグラム（g），長さにセンチメートル（cm），時間に秒（s）を基本単位とした単位系。

試料

塩化ナトリウム，ショ糖

器具

ビーカー（100 mL，50 mL），メスシリンダー（100 mL），ホールピペット（10 mL），安全ピペッター，薬さじ，薬包紙，電子天秤

計算

　　次式を使って10 mL当たりの質量からそれぞれの溶液の密度を求める。

$$試料の密度（g/cm^3）= \frac{試料溶液 10\,mL の質量（g）}{10.00\,mL（cm^3）}$$

考察のポイント

● なぜ質量百分率濃度が同じでも，溶けている物質（溶質）が異なると溶液の密度が違うのかを考察しなさい。

● 分子量と分子の大きさ，空間を占める分子の数の割合を理解することで，卵の鮮度試験で10％食塩水を用いる理由や油が水に浮く理由などを理解しよう。

5. 溶液の密度測定

実験操作

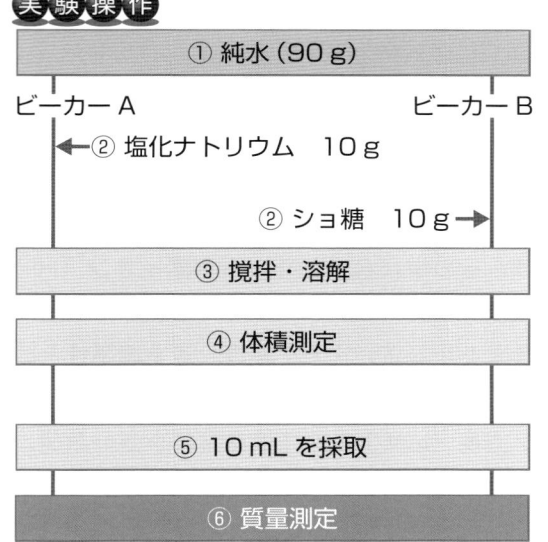

```
① 純水 (90 g)
ビーカー A        ビーカー B
  ← ② 塩化ナトリウム 10 g
        ② ショ糖 10 g →
③ 撹拌・溶解
④ 体積測定
⑤ 10 mL を採取
⑥ 質量測定
```

① 2個のビーカーに 90 g の純水をそれぞれ計る。

② ビーカー A に塩化ナトリウム 10 g を計り入れる。

② ビーカー B にショ糖 10 g を計り入れる。

③ ガラス撹拌棒でよく混合する。

④ 溶液がビーカーにできるだけ残らないようにしてメスシリンダーに移し，体積（mL）を測定する。

⑤ ホールピペットで溶液を採取し，質量（g）を測定する（天秤にビーカーを置く）。

＊風袋消去した後に上記の操作を2回繰り返す。

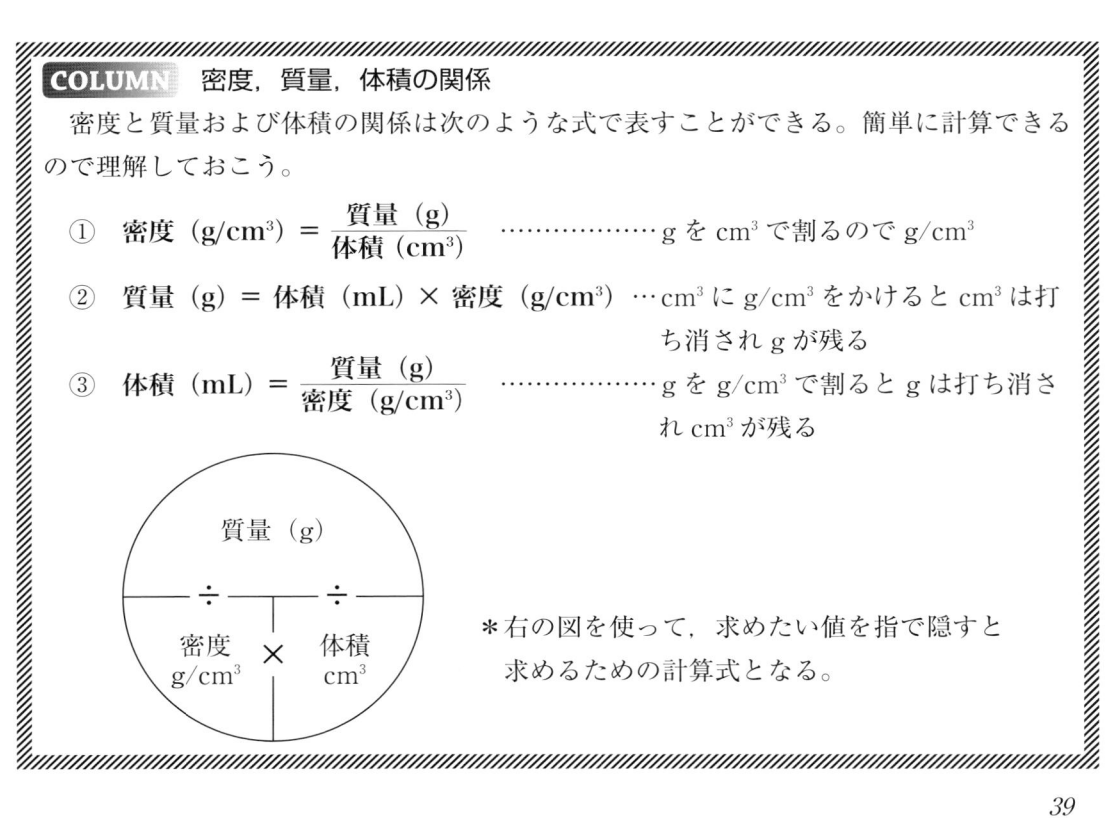

COLUMN 密度，質量，体積の関係

密度と質量および体積の関係は次のような式で表すことができる。簡単に計算できるので理解しておこう。

① 密度 $(g/cm^3) = \dfrac{質量 (g)}{体積 (cm^3)}$ ……………… g を cm^3 で割るので g/cm^3

② 質量 $(g) =$ 体積 $(mL) \times$ 密度 (g/cm^3) … cm^3 に g/cm^3 をかけると cm^3 は打ち消され g が残る

③ 体積 $(mL) = \dfrac{質量 (g)}{密度 (g/cm^3)}$ ……………… g を g/cm^3 で割ると g は打ち消され cm^3 が残る

```
      質量 (g)
       ÷  ÷
  密度     体積
  g/cm³ ×  cm³
```

＊右の図を使って，求めたい値を指で隠すと求めるための計算式となる。

Ⅱ 基礎実験

6. 食品のpH測定

目的

pHとは何かを理解し，食品のpHをガラス電極pHメーターで測定する。

原理

水溶液の液性（酸性，中性，塩基性）は，その中に含まれている**水素イオン**（H⁺）と**水酸化物イオン**（OH⁻）の濃度によって決まる。

水素イオンの濃度が水酸化物イオンの濃度よりも高い状態を**酸性**，逆を**塩基性**といい，等しい状態を**中性**という。**pH**（**水素イオン指数**）は，水溶液の液性を数値化して表したものである。水溶液の水素イオン濃度（mol/L）[H⁺]は非常に小さい数値になるので，次のように指数で表される。

[H⁺]=1.0×10⁻ˣ　このとき，pH=xであり，pH=−log[H⁺]と定義される。

純水は，[H⁺]=[OH⁻]=1.0×10⁻⁷（25℃）となり，pHは7になる。

表　pHと[H⁺]，[OH⁻]の関係

pH	0	1	2	～	6	7	8	～	12	13	14
[H⁺]（mol/L）	10⁻⁰	10⁻¹	10⁻²	～	10⁻⁶	10⁻⁷	10⁻⁸	～	10⁻¹²	10⁻¹³	10⁻¹⁴
[OH⁻]（mol/L）	10⁻¹⁴	10⁻¹³	10⁻¹²	～	10⁻⁸	10⁻⁷	10⁻⁶	～	10⁻²	10⁻¹	10⁻⁰
	酸性					中性					塩基性

食品や試薬等の水溶液の正確なpH測定には，電位差測定を利用したpHメーターが用いられる。水素イオンが関与する電極反応を利用したもので，電極で生じる電位差を測定することによってpHを決定する。通常用いられるpHメーターには，ガラス電極と比較電極，温度補償電極が一体となった複合電極が使われている。

試料・試薬

●0.1 M 塩酸（順に10倍希釈し，0.01 M〔10⁻²〕〜0.0001〔10⁻⁴〕Mに調整する）　●ウスターソース，しょうゆ，みそ，ヨーグルト，レモン汁，食酢，卵白　など

器具

メスフラスコ（50 mL），ビーカー（20 mL，50 mL），ホールピペット（5 mL），メスピペット（10 mL），駒込ピペット（5 mL），電子天秤，pHメーター

課題

●塩酸溶液を10倍希釈したときの，水素イオン濃度の変化とpH値との関係を確認しよう。

●食品のpHと，味（酸味）や保存性との関係について考えよう。

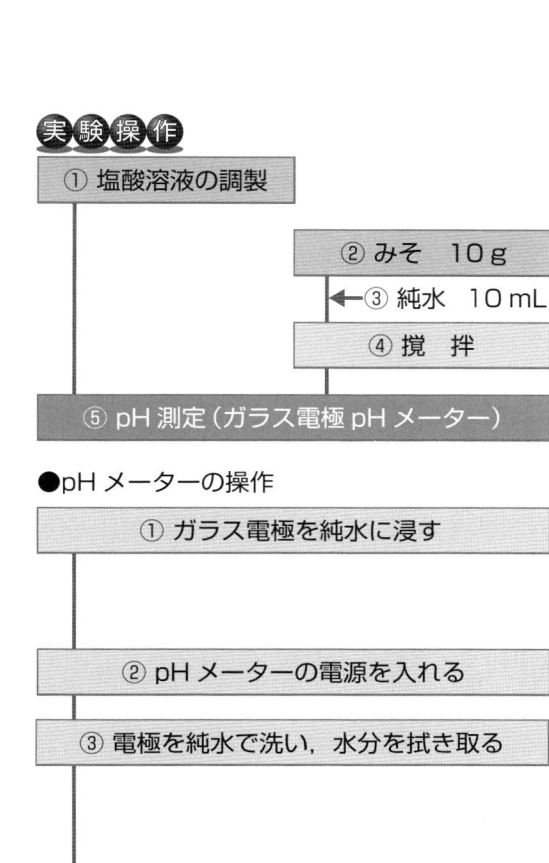

実験操作

| ① 塩酸溶液の調製 |
| ② みそ 10 g |
| ←③ 純水 10 mL |
| ④ 撹拌 |
| ⑤ pH 測定（ガラス電極 pH メーター） |

① 0.1 M 塩酸溶液を順に 10 倍希釈する。0.01 (10^{-2}) ～ 0.0001 (10^{-4}) M。

④ ガラス棒で撹拌して均一な溶液とする。

⑤ ガラス電極 pH メーターで，各濃度の塩酸と食品の pH を測定する。

● pH メーターの操作

| ① ガラス電極を純水に浸す |
| ② pH メーターの電源を入れる |
| ③ 電極を純水で洗い，水分を拭き取る |
| （以後，試料液を代えるたびに行う）。 |
| ④ pH 値，温度を校正する |
| ⑤ pH 4 か pH 9 の標準溶液で校正する |
| ⑥ 試料液の pH を測定 |

① ガラス電極は非常に薄いガラス壁でできており，衝撃に弱く壊れやすいので，取り扱いには十分注意する。

② 電極膜部分は乾燥させると反応が遅くなり正確に測定できなくなるので，測定終了後は純水に浸しておく。（長期間使用しない場合には，飽和塩化カリウム溶液を入れたゴムキャップを先端にかぶせておく。）

＊しょうゆなどタンパク質含量の多い試料を測定した後は，電極にタンパク質が付着して感度が落ちるので，使用後中性洗剤で電極を洗い，次に純水で洗浄しておく。

④ pH 7 の標準液に浸し，校正する。（25℃なら pH＝6.86）

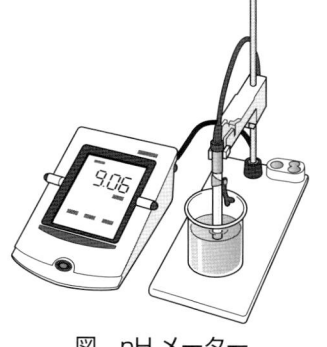

図 pH メーター

操作のポイント

○ 今回測定する希釈塩酸溶液のように，pH が 4 よりも低い試料の測定を行うときの校正には，pH 4 の標準溶液よりも pH 2 の標準溶液を使用することが望ましい。

7. 吸光分析（ビウレット反応によるタンパク質の定量）

目的

ビウレット反応を応用した定量の方法を理解する。

原理

ビウレット反応は、**ペプチド結合**（-CO-NH-）を2つ以上含む化合物の反応で、2つ以上のペプチド結合に銅イオンが配位することにより青紫色を呈することを利用している。

反応名のいわれは、尿素を加熱した時に生成するビウレット（$NH_2 \cdot CO \cdot NH \cdot CO \cdot NH_2$）がこの反応を起こすことによる。感度はさほど高くないが、操作が簡単なため一般によく用いられる。ただし、試料にアンモニウム塩が共存するときは、銅-アンモニウム錯塩を生成するため、この方法は用いることはできない。

試料

未知濃度のアルブミン溶液

試薬

●ビウレット試薬（硫酸銅 1.5 g と酒石酸カリウム 6.0 g を 500 mL の純水に溶解する。この溶液に炭酸塩を含まない 10% 水酸化ナトリウム溶液 500 mL を撹拌しながら加え、さらに還元防止剤としてヨウ化カリウム 2.0 g を添加し、純水で 1 L とし、ポリエチレン製の試薬びんに入れる）　●たんぱく質（アルブミン）標準溶液（牛血清アルブミンの結晶 2.5000 g を純水 100 mL に溶解する。この溶液 1 mL は 25 mg のアルブミンを含有する）

COLUMN　光の3原色と虹の色

光の3原色は赤緑青（RGB）の3つで、色の3原色とは異なっている。光の3原色の混ぜ合わせは、赤＋緑＝黄（イエロー）、緑＋青＝水色（シアン）、青＋赤＝紫（マゼンタ）、赤＋緑＋青＝白となっている。

眼の中では、網膜内の視細胞中には、赤色光に反応するR細胞、緑色光に反応するG細胞、青色光に反応するB細胞の3種類がある。それぞれの視細胞に光が当たると、細胞中の色素（レチナール）が変形して細胞を刺激して神経に信号を伝え、脳に伝わる。雨上がりの空に現れる虹が7色に見えるのは、太陽光が水滴を多く含んだ空気を通過する際、屈折率の違いで分光した光がそれぞれの視細胞を刺激するためで、赤、緑、青以外の色は中間の光線により2種類の細胞が強弱をつけて同時に刺激されるために見ることができる。光は波形をしていて、山から山までの長さ（波長）がそれぞれの光で異なっている。実際の虹は連続した光のスペクトルである。

7．吸光分析（ビウレット反応によるタンパク質の定量）

器具

共栓付試験管（25 mL），試験管，メスピペット（1 mL：2本，5 mL，10 mL：2本），安全ピペッター，分光光度計，セル

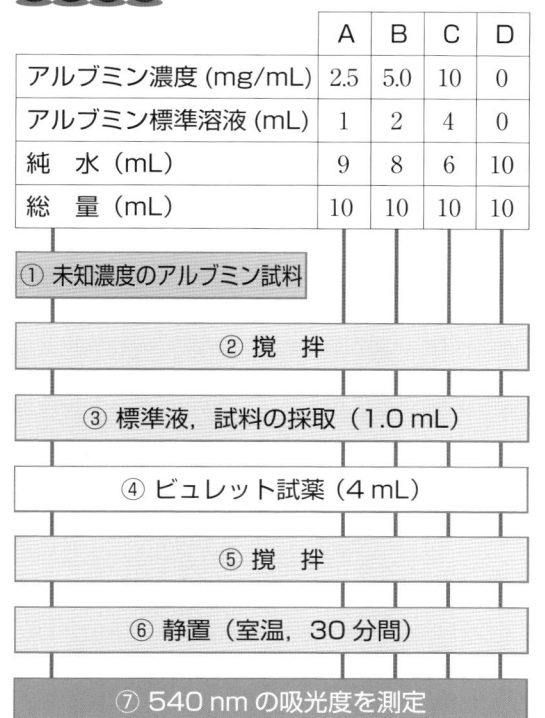

実験操作

	A	B	C	D
アルブミン濃度 (mg/mL)	2.5	5.0	10	0
アルブミン標準溶液 (mL)	1	2	4	0
純　水 (mL)	9	8	6	10
総　量 (mL)	10	10	10	10

① 未知濃度のアルブミン試料
② 撹　拌
③ 標準液，試料の採取（1.0 mL）
④ ビュレット試薬（4 mL）
⑤ 撹　拌
⑥ 静置（室温，30分間）
⑦ 540 nm の吸光度を測定

検量線用標準溶液の作成
共栓付試験管4本を準備し，アルブミン標準溶液を表のように希釈する。試験管Dは空試験用。

① 試料溶液1 mL（タンパク質として5 mg前後）を試験管に採取する。

③ 各濃度の標準液1 mLを試験管に採取する。

④ ビュレット試薬4 mLを加えてよく混合する。

⑦ 540 nm の波長で対照液の透過率を100％として各濃度の標準液と試料の透過率を測定し，換算表から吸光度を求める。（分光光度計の場合は，対照液でゼロ合わせをする。）

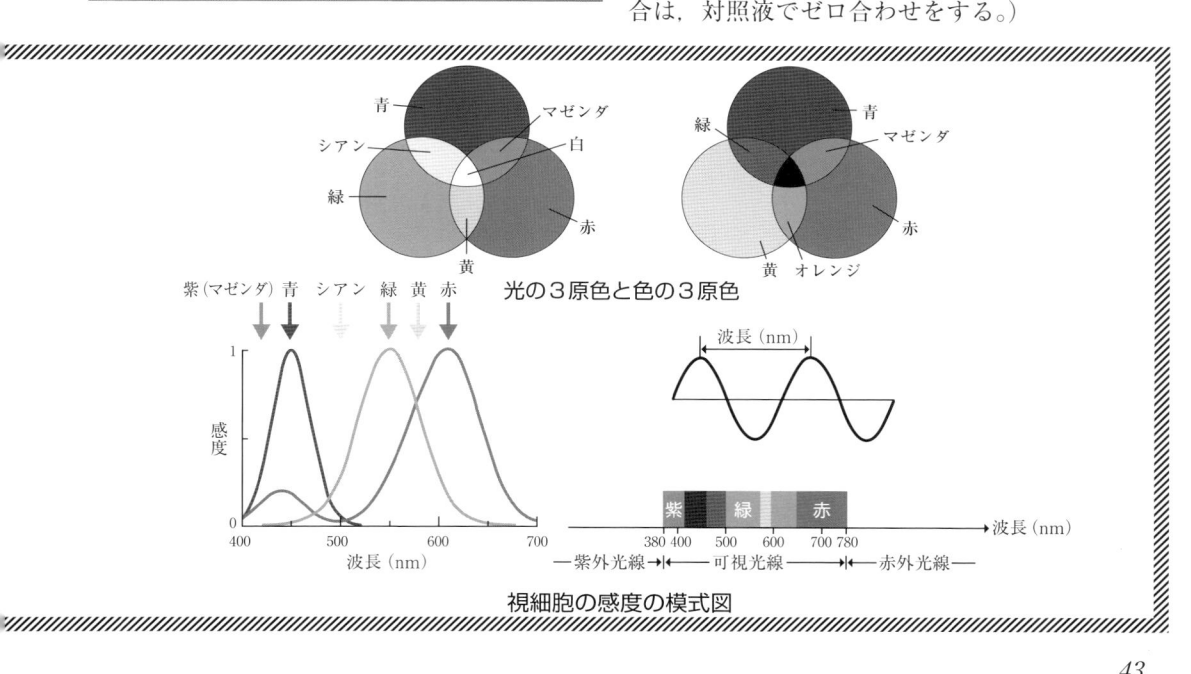

光の3原色と色の3原色

視細胞の感度の模式図

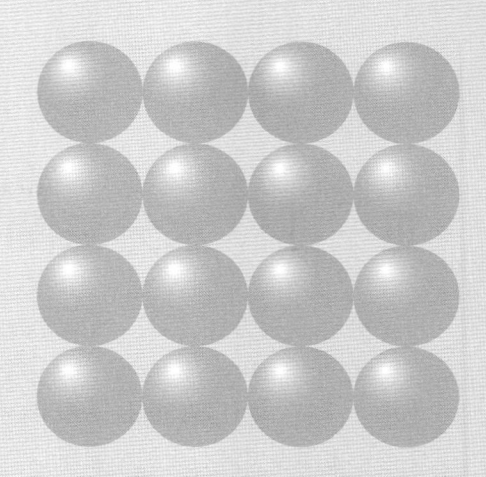

III 食品の栄養成分に関する実験

- III-1 水分に関する実験の概要
  - 8. 常圧加熱乾燥法による定量
  - 9. 赤外線水分計による定量
- III-2 タンパク質・アミノ酸に関する実験の概要
  - 10. ケルダール法による定量
  - 11. ローリー法による定量
  - 12. ホルモール滴定法によるアミノ態窒素の定量
  - 13. 加熱変性，pH変性，塩変性
  - 14. ニンヒドリン法によるアミノ酸の定性
- III-3 脂質に関する実験の概要
  - 15. ソックスレー抽出法による定量
  - 16-1. クロロホルム・メタノール混液法による定量
  - 16-2. 脂質の定性実験
  - 17. 油脂の化学的性状：ケン化価
  - 18. 油脂の化学的性状：ヨウ素価（ウィイス法）
  - 19. 薄層クロマトグラフィーによる分離・検出
- III-4 炭水化物・糖質に関する実験の概要
  - 20. 差し引き法による算定
  - 21. 薄層クロマトグラフィーによる糖の分離・検出
  - 22. 糖アルコール（コンブのマンニトール）の抽出
  - 23. 還元糖の定性：モーリッシュ反応ほか
  - 24. フェノール-硫酸法による糖質の定量
  - 25. ソモギー変法による還元糖の定量
- III-5 灰分に関する実験の概要
  - 26. 直接灰化法による定量
- III-6 ミネラルに関する実験の概要
  - 27. 原子吸光分析によるナトリウムの定量
  - 28. エチレンジアミン四酢酸（EDTA）滴定法によるカルシウムの定量
  - 29. フェナントロリン吸光光度法による鉄の定量
  - 30. モリブデンブルー比色法によるリンの定量
- III-7 ビタミンに関する実験の概要
  - 31. インドフェノール滴定法によるビタミンCの定量
  - 32. 蛍光法によるビタミンB_1・B_2の定性
- III-8 食物繊維に関する実験の概要
  - 33. プロスキー変法による粗繊維の定量

Ⅲ－1　水分に関する実験の概要

　水分の測定方法には，加熱乾燥法（常圧，減圧），蒸留法，カールフィッシャー法，電気的測定法などがある。一般に**常圧加熱乾燥法**が用いられ，これは常圧下の一定温度で試料を加熱乾燥して，減少した重量を水分量とする。乾燥温度は，105～110℃または135℃で測定することが多い。水分の測定方法は，①純水だけが揮発すること，②重量変化を伴う化学変化が起こらないこと，③純水が完全に除去されること，これらの条件を満たすことが必要である。

主な食品の水分測定方法

方法			温度(℃)	適用食品（乾燥時間）
加熱乾燥法	常圧	恒量	100	油揚げ，茶類，
			105	コーヒー豆，コーヒー粉末，食酢
			110	ココア
		一定時間	100	いも類(5)，水あめ・液状糖類(3)，液状乳およびクリーム(3)，アイスクリーム(3)，粉乳類(4)，練乳類(4)
			105	蒸し切り干し(3)，砂糖類(3)，生・半生菓子類(3)，干菓子・砂糖菓子類(3)，油脂類(3)，豆腐類(2)，納豆類(2)，魚介類(5)，きのこ類(5)，藻類(5)，マヨネーズ(3)，ドレッシング類(3)，マスタード類(3)，ラー油(1)
			130	種実類(2)，大豆(2)，きな粉(1)，脱脂大豆(1)，チーズ類(4)
			135	粒状の穀類(3)，穀類粉(1)，パン類(1)，乾めん類(3)，マカロニ(3)，スパゲティ(3)，生めん(2)，ゆでめん(2)，めし(2)，もち(2)，でんぷん類(1)，小豆(3)，いんげん豆類(3)，さらしあん(1)，食肉および肉製品(2)
			140	食塩(1.5)
	減圧	恒量	70	洋菓子，チョコレート類，アルコール飲料，しょうゆ・ソース類，トマト加工品，香辛料（練り，すりおろし）
			100	クッキー，ゆで小豆，煮豆類，卵類，発酵乳，乳酸菌飲料
		一定時間	70	みそ類(5)，風味調味料・乾燥スープ(5)，野菜類(5)，果実類(5)
			90	はちみつ類(3)
			100	あめ玉・キャンディー類(2)
その他	カールフィッシャー法			油脂類，みそ類，香辛料（粉体），ラー油
	蒸留法			香辛料（粉体）

8．常圧加熱乾燥法による定量

目的
　　常圧加熱乾燥法により，食品中の水分量を求める。恒量を求めた秤量容器に試料を採取し，常圧下で所定の時間乾燥する。次いで秤量容器を取り出し，室温まで放冷して秤量する。この操作を繰り返して乾燥試料の恒量を求め，乾燥前後の重量の減少量を水分とする。

試料
　　こめ，だいず，せんべいなどを必要に応じて均質化したもの。

器具
　　薬さじ，るつぼばさみ，デシケーター〔中板径20～22 cm，下部容量の1/2～1/3 程度の乾燥剤（シリカゲル：135℃で数時間乾燥したもの）を入れる〕，電気定温乾燥器（60～150℃の温度範囲において，所定温度±1℃の調節が可能な機器），秤量容器（アルミ製，ガラス製），電子天びん

計算

$$水分（g/100 g）= \frac{W_1 - W_2}{W_1 - W_0} \times 100$$

W_0：秤量容器の恒量（g）
W_1：試料を入れた秤量容器の乾燥前の質量（g）
W_2：試料を入れた秤量容器の乾燥後の質量（g）

実験操作

●秤量容器の恒量（W_0 g）測定

① 秤量容器
② 乾燥（1～3時間）・放冷（30分）
③ 秤　量

① 番号を控えておく。

② 電気定温乾燥機で，試料の乾燥温度と同温度で1～3時間乾燥後，デシケーター内で秤量容器が天びん（室温）と同一温度になるまで放冷。

③ ②～③を恒量に達するまで繰り返す。
　　⇒ 秤量容器の恒量＊：W_0（g）

●乾燥試料の恒量測定（W_2 g）

④ 試料（2～5 g）
⑤ 乾燥（1～2時間）・放冷（30分）
⑥ 秤　量

④ ⇒ 秤量容器＋試料：W_1（g）

⑤ 1～2時間乾燥後，放冷。

⑥ ④～⑥を恒量＊に達するまで繰り返す。
　　⇒ 秤量容器＋試料：W_2（g）

＊前後2回の秤量の差が0.5 mg以内になった状態を恒量とする。学生実験では1 mg以内を目安にするのが現実的である（試料を2 g採取した場合の0.05 %に相当）。

III 食品の栄養成分に関する実験

9．赤外線水分計による定量

目的

赤外線水分計を使って食品中の水分量を求める。

原理

現在市販されている赤外線水分計は，加熱源の赤外線ランプと電子天秤が一体となったもので，コンピュータが内蔵されている。

試料台に試料をのせて赤外線発生部をかぶせて乾燥を開始すると，自動的に質量変化を計測して水分（蒸発減量割合）をデジタル表示し，恒量に達すると測定が終了する。測定時間が短く自動化されて操作が簡便なため，食品製造工場などで利用されている。正確を期するためには，他の測定方法と定量値を比較して測定条件を設定する。

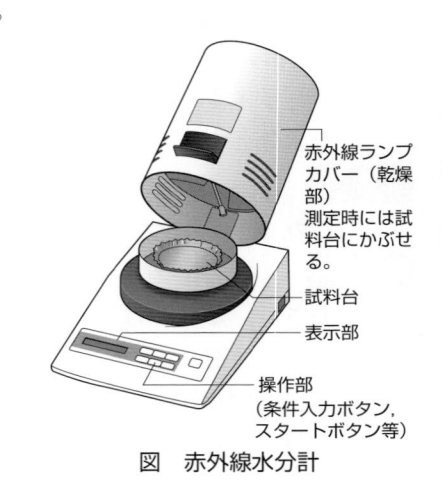

赤外線ランプカバー（乾燥部）測定時には試料台にかぶせる。
試料台
表示部
操作部（条件入力ボタン，スタートボタン等）

図　赤外線水分計

試料

身の回りの食品

器具

赤外線水分計

課題

● 測定結果を常圧加熱乾燥法による測定結果と比較しよう。

実験操作

```
試料食品
  ↓
① 水分計の測定条件を入力する
  ↓
② 試料台に試料をのせる
  ↓
③ 試料台にランプカバーをかぶせる
  ↓
④ 測定開始
  ↓
⑤ 測定終了
```

① 加熱温度・測定モード（測定終了点の決め方）を入力する。
② 試料を平らに広げてのせる（5g以上，使用する機器の精度に従って調節する）。
⑤ 自動的に測定終了する。

＊参考：市販パン粉（水分10～35％）5gの測定は，約15分で終了する。

Ⅲ−2 タンパク質・アミノ酸に関する実験の概要

タンパク質は多数のアミノ酸が複雑に結合したポリペプチドの高分子化合物であり，構成するタンパク質成分によって，**単純タンパク質**，**複合タンパク質**，**誘導タンパク質**に大別される（表1）。

表1 タンパク質の種類

単純タンパク質	アミノ酸だけで構成されているもの：アルブミン，グロブリン，グルテリン，プロラミン，ヒストン，プロタミン，硬タンパク質
複合タンパク質	アミノ酸に糖質や脂質，ミネラルなどが結合したもの：リンタンパク質，糖タンパク質，リポタンパク質，核タンパク質，色素タンパク質，金属タンパク質
誘導タンパク質	物理的，化学的にタンパク質が変化したもの：ゼラチン，ペプトン，ポリペプトン，パラカゼイン

ここでは，アミノ酸に反応する**定性反応**，タンパク質を**定量**するケルダール法およびタンパク質の加熱・酸・塩類による**変性**などについて取り上げる。

主な食品のタンパク質量（表2）と，窒素−タンパク質換算係数（表3）を示す。

表2 主な食品のタンパク質量（g/100 g）

食品群	食品	タンパク質
穀類	小麦粉（強力粉）	11.8
	ごはん（精白米）	2.5
いも類	じゃがいも（蒸し）	1.9
豆類	だいず（ゆで）黄大豆	14.8
野菜類	にんじん（皮つき ゆで）	0.6
	ほうれんそう（ゆで）	2.6
果実類	みかん（生）	0.7
	バナナ（生）	1.1
きのこ類	生しいたけ（ゆで）	2.5
魚介類	あじ（生）	19.7
	あさり（生）	6.0
	するめいか（生）	17.9
肉類	牛肉 かた（脂身つき 生）	17.7
	豚肉 かた（脂身つき 生）	18.5
	鶏肉 むね（皮なし 生）	24.4
卵類	全卵（生）	12.2
乳類	プロセスチーズ	22.7
油脂類	有塩バター	0.6
	マーガリン	0.4

表3 主な食品の窒素−タンパク質換算係数

食品群	食品名	換算係数
	アマランサス	5.30
	えんばく（オートミール），おおむぎ，こむぎ（玄穀，全粒粉）	5.83
1 穀類	小麦粉，フランスパン，めん類，ふ類，小麦たんぱく，ぎょうざの皮，しゅうまいの皮	5.70
	小麦はいが	5.80
	こめ，こめ製品（赤飯を除く）	5.95
	ライ麦	5.83
4 豆類	だいず，だいず製品（豆腐竹輪を除く）	5.71
	アーモンド	5.18
5 種実類	ブラジルナッツ，らっかせい	5.46
	その他のナッツ類	5.30
6 野菜類	えだまめ，だいずもやし	5.71
	らっかせい（未熟豆）	5.46
10 魚介類	ふかひれ	5.55
11 肉類	ゼラチン，腱（うし），豚足，軟骨（ぶた，にわとり）	5.55
13 乳類	液状乳類，チーズを含む乳製品，その他（シャーベットを除く）	6.38
14 油脂類	バター類，マーガリン類	6.38
17 調味料および香辛料類	しょうゆ類，みそ類	5.71
	上記以外の食品	6.25

『日本食品標準成分表2020年版（八訂）』による。

10. ケルダール法による定量

目的

食品中の窒素を定量し、その値に、窒素－タンパク質換算係数（100÷16＝6.25）を乗じてタンパク質量を求める。

原理

食品の主な成分は、炭素，水素，酸素から構成されるが、タンパク質は糖質や脂質と異なり、各種アミノ酸から成るため必ず**窒素**を約16％含む。窒素はタンパク質特有であり、さまざまな食品においてもほぼ一定であるが、個別に係数が定められているものもある（前頁参照）。一般に、植物性食品では6.25に比べ値が小さい。

試料に分解促進剤と濃硫酸を加え加熱分解（1）し、試料中の窒素化合物を硫酸アンモニウムとして濃硫酸に捕集する。

一定量の分解液に、過剰のアルカリを加え水蒸気蒸留で、アンモニア（NH_3）を遊離（2）後、一定量の硫酸または塩酸溶液などに再度捕集（3）し、溶液中の余った酸を既知濃度の水酸化ナトリウムで滴定（4）してNH_3量に換算して窒素量を求め、この窒素量からタンパク質量に換算する。

(1) 試料の分解：試料 ＋ H_2SO_4 → $(NH_4)_2SO_4$ ＋ $SO_2\uparrow$ ＋ $CO_2\uparrow$ ＋ $CO\uparrow$ ＋ $H_2O\uparrow$

(2) NH_3の遊離：$(NH_4)_2SO_4$ ＋ $2NaOH$ → $2NH_3$ ＋ Na_2SO_4 ＋ $2H_2O$

(3) NH_3の捕集：NH_3 ＋ HCl → NH_4Cl

(4) 中和滴定：余った HCl ＋ $NaOH$ → $NaCl$ ＋ H_2O

試料

身の回りの食品（個体試料：薬包紙上に精秤し、包んで分解びんに入れる。液体試料：ピペットで採取する。＊秤取量は『日本食品標準成分表』のタンパク質量から適量を求める。）

試薬

●濃硫酸（1級） ●分解促進剤（乳鉢ですり潰した硫酸カリウムに同じく摩砕した硫酸銅を4：1の重量比で混合する。） ●0.02 M 塩酸溶液（濃塩酸0.83 mLを純水に加え，500 mLに定容する。） ●0.02 M 水酸化ナトリウム溶液（水酸化ナトリウム0.4 gを純水にて撹拌・溶解後，500 mLに定容後，力価（F：ファクター）既知の0.01 Mシュウ酸溶液にて水酸化ナトリウム溶液のF'を求めておく。） ●30％水酸化ナトリウム溶液（水酸化ナトリウム150 gに水350 mLを発熱に注意しながら加える。） ●混合指示薬（メチルレッド0.2 g，メチレンブルー0.1 gをエタノール300 mLに溶解後，濾過する。） ●沸騰石（分解びんには市販の沸騰石を，蒸留には素焼した陶器を割って小片にしたもの。）

器具

ビュレット（25 mL），ケルダール分解・水蒸気蒸留装置，分解装置（ドラフト内に設置）

計算

【(1) 0.01 M シュウ酸溶液 500 mL の調製】

$126.07 \times 0.01\,\text{M} \times 500\,\text{mL}/1{,}000\,\text{mL} = 0.63035\,\text{g} \fallingdotseq 0.63\,\text{g}$ を精秤し，純水で 500 mL に定容する。次いで，実際の精秤値/0.63035 より力価（F：ファクター）を小数点以下 4 桁まで算出しておく。

【(2) 0.02 M 水酸化ナトリウム溶液 500 mL の調製】

$40.0 \times 0.02\,\text{M} \times 500\,\text{mL}/1{,}000\,\text{mL} = 0.4\,\text{g}$ を素早く精秤し，純水で 500 mL に定容する。

次いで，（1）の溶液と中和滴定を行い，F' を次式により小数点以下 4 桁まで算出しておく。

$$2\,\text{価} \times 0.01\,\text{M} \times F \times 10\,\text{mL} = 1\,\text{価} \times 0.02\,\text{M} \times F' \times 滴定値\,\text{mL}$$

【(3) 0.02 M 塩酸溶液 500 mL の調製】

$12\,\text{M（濃塩酸）} \div 0.02\,\text{M} = 600\,\text{倍希釈}$

$500\,\text{mL} \div 600 = 0.8333\cdots \fallingdotseq 0.83\,\text{mL}$ を純水に加え，純水で 500 mL に定容する。

【(4) 窒素量の算出】

$$窒素（\%）= 0.00028 \times (V_0 - V_1) \times F \times \frac{100\,\text{mL}}{10\,\text{mL}} \times \frac{100}{S}$$

  0.00028：0.02 M NaOH 溶液 1 mL に相当する窒素量（g）　$14 \times 0.02\,\text{M} \times 1/1{,}000\,\text{mL}$
  V_0：空試験における 0.02 M NaOH 溶液の滴定値（mL）
  V_1：本試験（試料）における 0.02 M NaOH 溶液の滴定値（mL）
  F：0.02 M NaOH 溶液の F
  S：試料採取質量（g）

【(5) 粗タンパク質（%）】

$$粗タンパク質（\%）= 窒素量（\%）\times 窒素 - タンパク質換算係数$$

課題

● 実験で得られたタンパク質量を『日本食品標準成分表』と比較し，実験操作が正しく行えたか考察しよう。

● 食品学の教科書や『アミノ酸成分表』なども利用して，タンパク質の栄養価や特徴などについて考察しよう。

III　食品の栄養成分に関する実験

実　験　操　作

●試料の分解（空試験は，試料を加えず，他の操作は同様に行う）

① 試　料	① 固体試料は薬包紙上に精秤し，そのまま包んで分解びんに入れる。液体試料はピペットで採取する。キナコの場合 0.30～0.35 g を薬包紙に包む。
分解びん	
← ② 分解促進剤　10 g，沸騰石約 5 粒	② 分解促進剤は薬包紙に包む。
← ③ 濃硫酸約　20 mL	③ 駒込ピペットを用いる。
④ 加熱分解	④ 加熱により，黒色→茶褐色→緑褐色→青緑色→空色へと変色する。
⑤ 放　冷	※空色に変色後，さらに 1 時間程度加熱する。
← ⑥ 純水　30 mL	⑥ メスシリンダーを用いる。
⑦ 撹拌・溶解	⑦ 発熱に注意する。
⑧ 洗　浄	⑧ 水で 3～4 回洗い込む。
⑨ 放　冷	⑨ 室温まで冷却する。
⑩ 定　容	⑩ 100 mL に定容する。

●蒸留と滴定

三角フラスコ（100 mL）	
← ⑪ 0.02 M 塩酸溶液　10 mL	⑪ ホールピペットを用いる。
← ⑫ 混合指示薬 2～3 滴	
⑬ 冷却管に固定	⑬ 冷却管先端が液に浸かるよう固定する。
丸底フラスコ	
← ⑭ 純水 約2/3量，素焼きの小片 3～4 個	⑭ 純水と素焼き小片をいれた後，コックを 3 ヵ所開く。
⑮ 冷却水を流す	
⑯ 加　熱	⑯ ガスバーナーで加熱し，フラスコ内水を沸騰させる。
⑰ フラスコ内水沸騰	
← ⑱ 分解溶液　10 mL	⑱ ホールピペットでロート部より入れる。
← ⑲ 30 % 水酸化ナトリウム溶液　20 mL	⑲ 駒込ピペットでロート部より入れる。
⑳ 水　洗	⑳ 純水で軽く洗いこむ。
㉑ 蒸留開始	㉑ 3 ヵ所のコックを閉じ，蒸留を開始する。

10. ケルダール法による定量

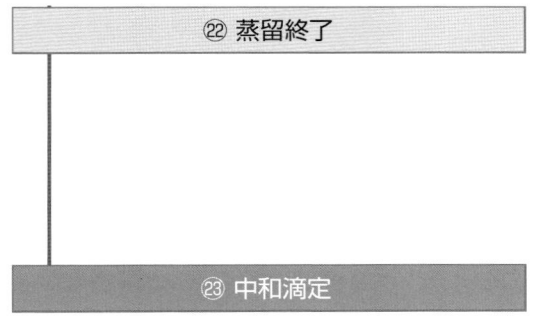

㉒ 蒸留終了

㉒ 三角フラスコ内の液量が40〜50mLまで蒸留し，冷却管の先端を液面から離した後，さらに1分間蒸留し，先端部を純水で軽く洗浄後，三角フラスコをはずしビーカーなどに変え，コックを閉じた状態でフラスコ下のガスバーナーをはずし逆流洗浄する。その後，コックを全て開き，再びガスバーナーを戻しておく。

㉓ 中和滴定

㉓ 力価既知の0.02 M水酸化ナトリウム溶液で滴定する。
（赤紫色→青灰色：終点→緑色：滴定過多）

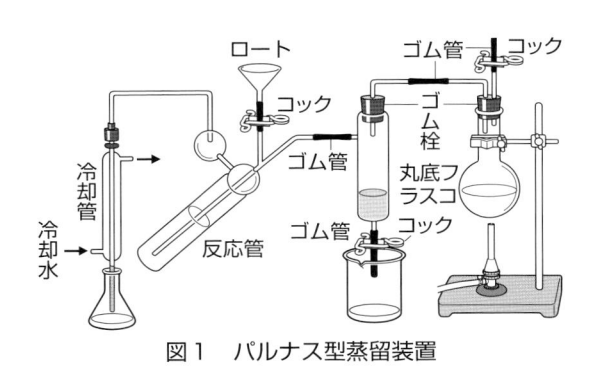

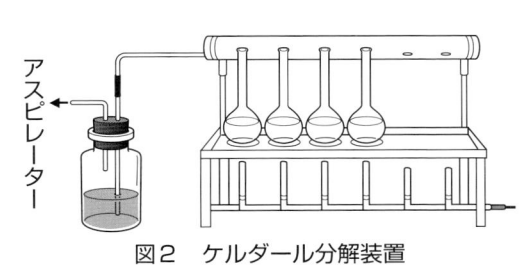

図1　パルナス型蒸留装置

図2　ケルダール分解装置

> **COLUMN**
>
> ・ケルダール法は1833年にJohan Kjeldahlにより提案された後，さまざまな改良法や変法があるが，総称してケルダール法という。
>
> ・茶類・コーヒーはカフェインを，ココア類・チョコレート類はカフェインおよびテオブロミンを別に定量し，これら由来の窒素を差し引いてから算出する。また，野菜類はサリチル酸添加改良ケルダール法で硝酸態窒素を含む全窒素量を定量し，別に定量した硝酸態窒素を差し引いて算出する。
>
> ・『日本食品標準成分表2015年版（七訂）』では，『アミノ酸成分表編』の各アミノ酸量に基づき，アミノ酸の脱水縮合物の量（アミノ酸残基の総量）を「アミノ酸組成によるたんぱく質」として併記しているが，改良ケルダール法による数値に比し少ない。

III 食品の栄養成分に関する実験

11. ローリー法による定量

目的

ローリー法により食品中のタンパク質を定量する。

原理

タンパク質の基本構造である**ペプチド結合**がアルカリ溶液中でCu^{2+}と**錯体**を形成し（ビュレット法），さらにタンパク質中のチロシン，トリプトファン，システインの還元性側鎖がフェノール試薬と反応し，波長750 nmで深青色の呈色を示すことを用いて定量する。

一般的にはウシ血清アルブミン（BSA）を標準物質として作成した検量線により比色定量する。定量範囲は5〜100 μgの感度を示す。

チオール，フェノール類，糖，キレート剤，グリシン，カリウムイオンなどの存在は，定量数値を妨害する。

試料

- 1％ゼラチン溶液
- 1％ペプトン溶液

試薬

- A液：2％炭酸ナトリウム溶液/0.1 M水酸化ナトリウム溶液（炭酸ナトリウム溶液20 gを，0.1 M水酸化ナトリウムで溶かして1 Lとする。）
- B液：0.5％硫酸銅/1％酒石酸ナトリウム溶液
- アルカリ性銅溶液（A液50 mLとB液1 mLを混合〔調製後1日以内に使用〕）
- 希釈フェノール試薬（市販のフェノール試薬を2倍に希釈する。）
- タンパク質標準溶液（ウシ血清アルブミン溶液200 μg/mLを調製する。〔2 mg/10 mL〕）

器具

ビーカー，試験管，メスシリンダー（100 mL），マイクロピペット，薬さじ，電子天秤，分光光度計，ガラスセル

課題

- タンパク質の構造であるペプチド結合とはどのような構造なのか確認しよう。
- 食品を構成する主なアミノ酸20種類を復習しよう。
- 錯体とはどのような化学構造であるかを調べよう。
- タンパク質の種類によって，呈色反応にどのような差が生じるのか考えよう。
- タンパク質の標準物質を用いて作成する検量線の意味について考察しよう。

11. ローリー法による定量

実験操作

① タンパク質試料　0.5 mL
↓ ← ② アルカリ性銅溶液　3 mL
③ 混合
↓
④ 室温放置（10分間）
↓ ← ⑤ 希釈フェノール試薬　0.3 mL
⑥ 混合
↓
⑦ 室温反応（30分間）
↓
⑧ 吸光度測定（750 nm）
↓
⑨ 検量線作成
↓
⑩ タンパク質濃度定量

① 未知濃度の試料を 0.5 mL，マイクロピペットで試験管に計る（各試料3本法）。
②・③ アルカリ性銅溶液 3 mL を加えて試験管ミキサーで混合する。
④ 室温で10分間放置する。
⑤・⑥ 希釈フェノール試薬 0.3 mL を加えてすぐに混合する。
⑦ 室温で30分間放置して反応させる。
⑧ 分光光度計で吸光度を測定する。
⑨・⑩ 作成した検量線の縦軸に測定した吸光度の値をあてはめ，試料溶液中のタンパク質濃度（μg/mL）を求める。

＊検量線作成：

	試験管					
	a	b	c	d	e	f
200 μg/mL BSA (mL)	—	0.1	0.2	0.3	0.4	0.5
純　水 (mL)	0.5	0.4	0.3	0.2	0.1	—
タンパク質濃度 (μg/mL)	0	20	40	60	80	100

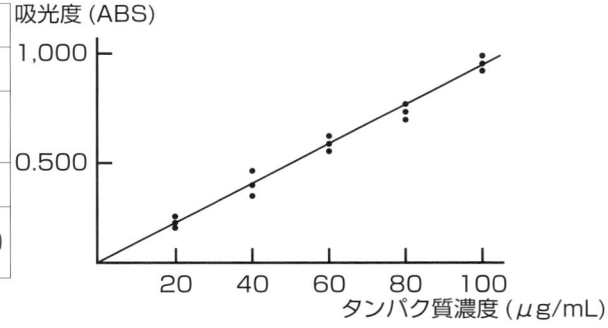

＊各濃度3本法で行う。

図　タンパク質の検量線の描き方

操作のポイント

○ 標準物質の調製は，正確に行うことが検量線作成のために重要である。
○ EXCEL を使用して近似曲線を描くことを学習しよう。
○ 検量線の精度は $R_2 = 0.9990 \sim 0.9999$ 程度の数値が得られると良好である。
○ 反応時間や混合の有無，マイクロピペットの使用は条件を統一して行う。
○ 分光光度計の使用にあたっては，セルの挿入向きや傷等にも留意しておく。

III 食品の栄養成分に関する実験

12. ホルモール滴定法によるアミノ態窒素の定量

目的

食品中のアミノ態窒素の定量を行う。特にしょうゆなど，タンパク質の分解物を主成分とする食品は遊離アミノ酸量が高いことを理解する。

原理

食品中の窒素の多くはタンパク質として存在しているが，**遊離アミノ酸**として存在しているものもある。遊離アミノ酸はホルモール滴定法を用いて定量されることが多いため，**ホルモール窒素**と呼ばれることもある。

アミノ酸にホルムアルデヒドを反応させるとアミノ基と付加し**オキシメチル誘導体**となり，アミノ基の塩基性が失われる。残っているカルボン酸をアルカリ溶液で滴定することにより，**アミノ態窒素量**を求めることができる。

試料

しょうゆ（5 mL をメスフラスコにて 250 mL に定容希釈）

試薬

●水酸化ナトリウム溶液〔0.1 M ＊力価 F を求めておく。〕　●フェノールフタレイン溶液（フェノールフタレイン 0.5 g を 50％エタノール 100 mL に溶解）　●中性ホルマリン溶液（市販ホルマリン溶液 50 mL に上記フェノールフタレイン溶液 1 mL を加え，0.2 M 水酸化ナトリウム溶液にて微紅色になるまで中和）

器具

三角フラスコ，メスシリンダー（100 mL），ビュレット（25 mL），ホールピペット（20 mL）

計算

$$\text{アミノ態窒素量 (mg/100 mL)} = 1.4 \times (A - B) \times F \times \frac{100}{20} \times \frac{250}{5}$$

1.4：0.1 M 水酸化ナトリウム溶液 1 mL に相当する窒素量（mg）
A：本試験の滴定値（mL）
B：空試験の滴定値（mL）
F：0.1 M 水酸化ナトリウム溶液の力価

課題

● ケルダール法による窒素定量値と関連させて考察しよう。

12. ホルモール滴定法によるアミノ態窒素の定量

実験操作

① 希釈しょうゆ　20 mL

② 三角フラスコ（200 mL）
　←③ 中性ホルマリン溶液　20 mL
　←④ 純水　20 mL
　←⑤ フェノールフタレイン溶液　数滴

⑥ 滴　定

⑦ 終　点

① 5 mL をメスフラスコで，250 mL に定容希釈。

② 希釈試料をホールピペットで加える。

④ メスシリンダーで加える。

⑥ 力価既知の 0.1 M 水酸化ナトリウム溶液で滴定する。

⑦ 赤色が 30 秒消えない点を終点とする。

＊空試験では，③中性ホルマリン溶液の代わりに水 20 mL を加える。

操作のポイント

① 試料の希釈は，希釈後溶液 100 mL 中にアミノ態窒素が 100〜150 mg となるように行う。

① みそを試料として用いる場合，次のように試料調製を行い，同様に分析することができる。みそをよくすりつぶし，約 10 g を精秤する。水を約 100 mL 加えて加熱し，沸騰後約 1 分間弱火で煮沸し，熱いうちにろ過する。ろ紙上の残渣を熱水にて洗い，冷却後 250 mL に定容する。

⑦ フェノールフタレインの発色は時間とともに消失する。すべての試料で「30 秒間赤色が持続」など，一定にする必要がある。また，しょうゆなど試料の色により判定困難な場合があるため，滴定前の試料と比較しながら判断するとよい。

13. 加熱変性，pH 変性，塩変性

目的

豆乳を用いて加熱変性（湯葉），pH 変性（等電点沈殿：充填豆腐），塩変性（塩析：絹ごし豆腐）を行い，タンパク質の変性について理解する。

原理

タンパク質を構成するアミノ酸内部の炭素，水素，窒素間の結合およびペプチド結合は**共有結合**であり，その切断には大きなエネルギーが必要である。一方，タンパク質の立体構造に関与している**水素結合**，**イオン結合**，**疎水結合**，**分子間引力**などの結合力は弱く，外部環境（加熱，pH，塩濃度，冷凍，超高圧，脱水，有機溶媒など）の影響を受け，容易に切断され立体構造が変化する。これらの現象をタンパク質の変性といい，食品の調理加工に広く利用されている。

タンパク質の変性とその機構

要因	変性の種類	調理・食品例など	変性の機構
温度	加熱変性	加熱調理（ゆで卵，ステーキ……），加熱殺菌	・分子の運動エネルギーの増加により，三次構造を形成する弱い結合が崩壊
	冷凍変性	冷凍食品，魚肉すり身の劣化	・冷凍による塩濃度上昇，脱水・乾燥，氷晶による組織崩壊などの複合現象
pH	酸変性	ヨーグルト，酢じめ	・荷電アミノ酸の正・負電荷の変化，立体構造の変化
	アルカリ変性	ピータン	
	等電点沈殿	充填豆腐	・正負電荷が等しくなる等電点でタンパク質の溶解度は最小となり凝集・沈殿（等電点沈殿）
塩	塩 析	木綿・絹ごし豆腐，タンパク質の精製	・塩イオンの影響による荷電状態および疎水領域の構造変化
	塩 溶	魚肉すり身	・塩溶性タンパク質では可溶化
界面	界面変性	メレンゲ	・水－タンパク質複合体と空気層の間での単分子，二分子膜の生成
圧力	（超高）圧変性	未加熱フルーツソース（殺菌）	・圧縮による単位体積運動エネルギーの増加（加熱変性との類似機構）
溶媒	溶媒変性	──	・水溶性溶媒による疎水結合の変性
脱水	脱水変性	高野豆腐，ビーフジャーキー	・塩濃度の上昇による塩析効果 ・親水・疎水領域のバランス変化

試料

成分無調整豆乳（大豆固形分 8.0 % 以上，大豆タンパク質 3.8 % 以上）

試薬

●ニガリあるいは塩化マグネシウム　●グルコノデルタラクトン（GDL）

13. 加熱変性，pH変性，塩変性

器具
ビーカー（100 mL），シャーレ，ウォーターバス，漉し布（晒し布，またはガーゼ），重石（製菓用 タルトストーン），蒸し器，水切り用ざる（型枠），竹串2〜3本

実験操作

●加熱変性（湯葉製造）

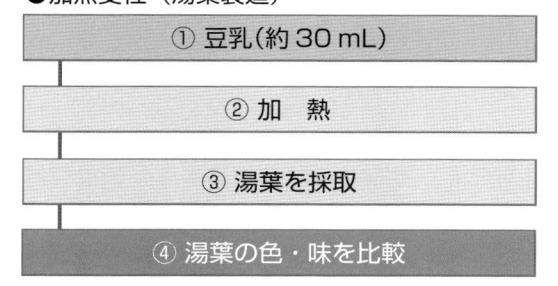

① 豆乳（約30 mL）	① シャーレに入れる。
② 加　熱	② 沸騰湯浴上で加熱する。
③ 湯葉を採取	③ 表面の被膜（湯葉）を竹串で採取。加熱を継続する。
④ 湯葉の色・味を比較	④ ①〜③を数回繰り返し，比較。

●塩変性（木綿豆腐製造）

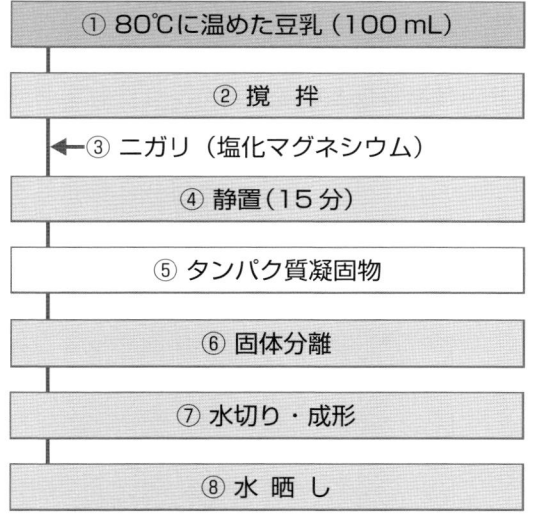

① 80℃に温めた豆乳（100 mL）	① 80℃に温めた豆乳100 mLをビーカーに採取する。
② 撹　拌	②・③ 優しく撹拌しながらMgとして110〜120 mg相当のニガリ（塩化マグネシウム）を少しずつ添加する。
← ③ ニガリ（塩化マグネシウム）	
④ 静置（15分）	④・⑤ 15分間静置し，タンパク質凝固物の沈殿を得る。
⑤ タンパク質凝固物	
⑥ 固体分離	⑥・⑦ 水切り用ざるに漉し布を敷き，⑤を入れ固液分離後，軽く絞り水を切り成形する。（型枠に漉し布を敷き，⑤を入れ固液分離後，重石を載せ20分程度水を切る。）
⑦ 水切り・成形	
⑧ 水　晒し	⑧ 過剰なニガリを除去するため，純水に晒す。

＊温度が低い場合，凝固品の粒子は細かくなるが凝固に時間がかかり，十分に凝固しない。高い場合，短時間で凝固するが凝固品は硬くなりやすい。

●等電点沈殿（充填豆腐製造）

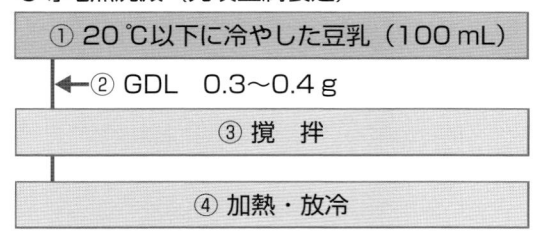

① 20℃以下に冷やした豆乳（100 mL）	① 20℃以下に冷やした豆乳100 mLをビーカーに採取する。
← ② GDL　0.3〜0.4 g	
③ 撹　拌	③ 泡立てないように撹拌する。
④ 加熱・放冷	④ ラップをかけ，蒸し器で15分間加熱後，放冷する。

＊GDLは水溶液中で約50％が加水開裂し，グルコン酸に変換する。低温の豆乳にGDLを添加し，加熱することにより開裂が進行し，pHが緩やかに低下する。

14. ニンヒドリン法によるアミノ酸の定性

目的

シリカゲル薄層板を用いた薄層クロマトグラフィーによりアミノ酸を分離し，ニンヒドリン試薬との反応による呈色により検出し，アミノ酸の同定を行う。クロマトグラフィーの原理やアミノ酸の構造と性質に関する理解を深める。

原理

ガラスやアルミニウムのプレートに吸着剤を薄く塗布した固定相にアミノ酸混合試料をスポットし，密閉容器中で下端を展開溶媒に浸漬すると，展開溶媒の上昇に伴い，溶解したアミノ酸試料も移動上昇する。その際に各アミノ酸の性質により移動速度に差が生じるため，分離する。

α-アミノ酸はニンヒドリンと反応し，最終的に紫色の縮合物質を生成する。ニンヒドリン反応の呈色はアミノ酸の種類により異なり，一般的には紫～青紫色であるが，例外的にプロリンは黄色，オキシプロリンは赤黄色となる。

試料

アミノ酸含有スポーツ飲料各種

試薬

●展開溶媒（n-ブタノール：酢酸：水＝４：１：１）　●発色試薬（0.1％ニンヒドリン・n-ブタノール溶液）　●各種アミノ酸標準溶液（アルギニン，バリン，ロイシンなど。70％エタノール溶液または水溶液）

器具

電気定温乾燥器，展開槽，シリカゲル薄層板，キャピラリー，ドライヤー，二連球，噴霧器

計算

$$\text{各試料の }Rf\text{ 値} = \frac{\text{スポットした原点から各成分の移動距離}\cdots a}{\text{スポットした原点から溶媒の移動距離}\cdots b}$$

（次頁図参照）

課題

● アミノ酸含有スポーツ飲料にはどのアミノ酸が含まれていたか，各アミノ酸の量はどうだったか，商品による違いがあるかを調べよう。

● アミノ酸により Rf 値が異なる理由を考察しよう。

14. ニンヒドリン法によるアミノ酸の定性

実験操作

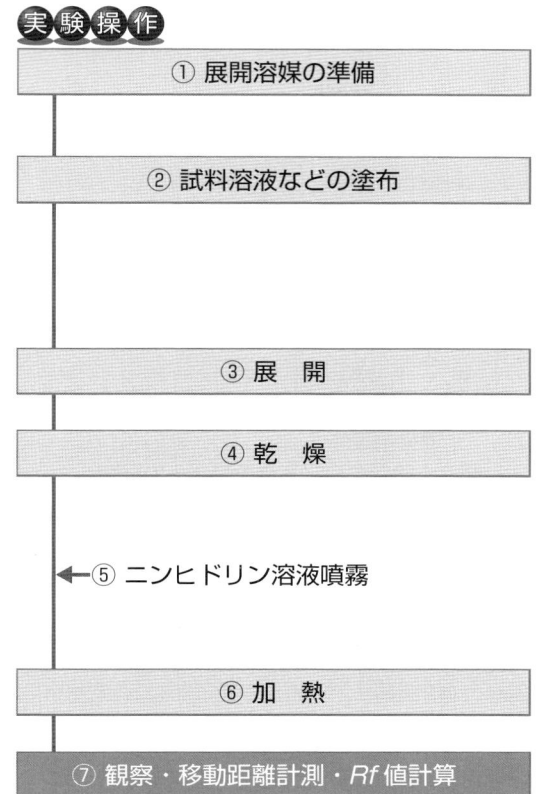

① 展開溶媒の準備	① 展開槽に展開溶媒を入れ（0.5～0.7 cm 深さに），ふたをして展開溶媒の蒸気を展開槽内に充満させておく。
② 試料溶液などの塗布	② 薄層板の下端から 1 cm の位置に鉛筆で薄く原線をひく。その線上に試料塗布位置を示し，下に試料名を記入する。各試料溶液をキャピラリーを用いて塗布し，ドライヤーで乾燥させる。試料は可能な限り小さく濃く塗布する。
③ 展　開	③ 展開槽に薄層板下端が展開液に浸かるように入れ，ふたをして展開する。（図）
④ 乾　燥	④ 薄層板上端より 1 cm 程度まで展開したら，薄層板を取り出し，すぐに展開溶媒先端位置にしるしをつけ，乾燥させる。
⑤ ニンヒドリン溶液噴霧	⑤ 二連球をつけた噴霧器にて薄層板表面に均一に噴霧する（ニンヒドリン溶液が皮膚につかないように注意する）。
⑥ 加　熱	⑥ 110 ℃ 5 分程度（ドライヤーの熱風でもよい）加熱し，発色させる。
⑦ 観察・移動距離計測・Rf 値計算	⑦ ニンヒドリン反応の呈色を観察し，記録する。

呈色したスポットの中心点を決め，原点からの移動距離を計測する。溶媒の原点からの移動距離も計測し，各呈色の Rf 値を求める。未知試料とアミノ酸標準溶液の Rf 値および呈色が一致すれば，同一アミノ酸と判定する。

操作のポイント

② 薄層クロマトグラフィーによる Rf 値は展開溶媒の組成，アミノ酸や共存成分の濃度など，条件による変動を受けやすい。同定したいアミノ酸標準試料を，必ず同一薄層板上に塗布し，同時に展開・呈色させる必要がある。

② 本実験条件では，アミノ酸標準液は 5 μL キャピラリーにて 1～2 スポット分で十分検出可能である。試料のアミノ酸含有濃度が高い場合，適宜希釈しないと Rf 値が近いアミノ酸の分離が不可能となる。

より複雑な食品試料を用いたい場合，食品試料から遊離アミノ酸を熱水抽出し，強酸性陽イオン交換樹脂を用いてアミノ酸画分の抽出を行うとよい。その際，試料の分画分取を行うと，カラムクロマトグラフィーの原理の理解にもつながる。

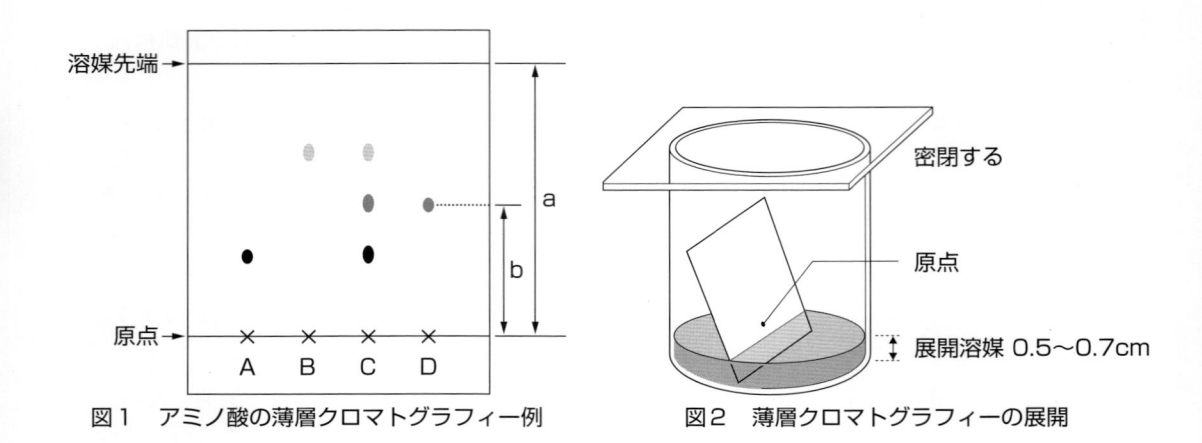

III 食品の栄養成分に関する実験

図1 アミノ酸の薄層クロマトグラフィー例

図2 薄層クロマトグラフィーの展開

> **COLUMN** 薄層板の取扱い
> ・薄層板表面は素手で触らない。
> ・鉛筆で線や試料名を記入するとき,試料をキャピラリーにて塗布するとき,薄層板に傷をつけない。
> ・展開中に展開槽を動かさない。

Ⅲ－3　脂質に関する実験の概要

　脂質はクロロホルム，エーテル，ヘキサンなどの有機溶媒に溶解する物質の総称であり，一般に有機溶媒で抽出して定量する。代表的な方法として，**ソックスレー法**（有機溶媒抽出）：固体試料に適用，**レーゼ・ゴットリーブ法**（有機溶媒抽出）：液体試料に適用，**フォルチ法**（有機溶媒抽出）：脂質の分離・精製に適用，**ゲルベル法**（硫酸分解せず比重を利用）：牛乳に適用，がある。

　有機溶媒による抽出では油脂のほか，遊離脂肪酸，グリセロールエステル，ロウ，リン脂質，糖脂質，誘導脂質が含まれるため，有機溶媒による抽出物を**粗脂肪**と呼ぶ。

　油脂の性状は，構成する脂肪酸の不飽和度（二重結合数）と炭素数によって評価することができる。化学的特徴は**ヨウ素価**，**ケン化価**で知ることができ，これらを**特数**といい，油脂の変質の程度を示す試験値を**変数**という（p.67 参照）。

　主な食品の脂質量を表に示す。

表　主な食品の脂質量　　　　　　　　　　　　(g/100 g)

食品群	食　　　品	脂質	食品群	食　　　品	脂質
穀類	小麦粉（強力粉）	1.5	魚介類	あじ（生）皮なし	4.1
	食パン	4.1		まいわし（生）	9.2
	ごはん（精白米）	0.3		かつお（春採り　生）	0.5
	そば（ゆで）	1.0		たら（生）	0.2
いも類	さつまいも（蒸し）	0.2		あさり（生）	0.3
	じゃがいも（蒸し）	0.3		するめいか（生）	0.8
豆類	だいず（ゆで）黄大豆	9.8	肉類	牛肉　かた（脂身つき　生）	22.3
	木綿豆腐	4.5		牛肉　ばら（脂身つき　生）	50.0
野菜類	キャベツ（生）	0.2		豚肉　かた（脂身つき　生）	14.6
	だいこん（皮つき　ゆで）	Tr		豚肉　ばら（脂身つき　生）	35.4
	たまねぎ（水さらし）	0.1		鶏肉　むね（皮なし　生）	1.9
	トマト（生）	0.1		鶏肉　もも（皮なし　ゆで）	5.2
	にんじん（皮つき　ゆで）	0.2	卵類	全卵（生）	10.2
	ほうれんそう（ゆで）	0.5	乳類	牛乳（普通）	3.8
果実類	みかん（生）	0.1		プロセスチーズ	26.0
	バナナ（生）	0.2	油脂類	サラダ油	100.0
	りんご（生）皮なし	0.2		有塩バター	81.0
きのこ類	生しいたけ（ゆで）	0.4		マーガリン	83.1

Ⅲ 食品の栄養成分に関する実験

15. ソックスレー抽出法による定量

目的

ジエチルエーテルを溶媒として用いるソックスレー抽出法により，食品中の**粗脂肪**を求める。

原理

水・塩類溶液には不溶で，ジエチルエーテルほか有機溶媒には可溶である脂質の性質を利用して，試料から有機溶媒で脂質を抽出し，溶媒を留去後，残存物の質量を測定する。本法は，脂質の含量が比較的高く，組織成分と結合した脂質の少ない，粉砕しやすい食品に適している。

試料

脂質の含量が高く粉砕しやすい食品（水分を多く含んでいる試料は，無水硫酸ナトリウムを全量の5％程度混和後一昼夜以上置き脱水させて用いたり，事前に水分をある程度蒸散させておく。油分の多い試料〔種実類など〕は粉砕しにくく，粉砕中に油分がにじみ出てくるので，予備的な脱脂をしておく。）

試薬

ジエチルエーテル特級試薬（＊きわめて引火しやすいため取り扱いに注意）

器具

ビーカー，回収びん，るつぼばさみ，円筒ろ紙（No.84），恒温水槽，電気定温乾燥器，デシケーター，ガーゼ，ソックスレー抽出器，ピンセット，脱脂綿

計算

$$粗脂肪\ (g/100\ g) = \frac{W_1 - W_0}{S} \times 100$$

W_0：空の定量びんの恒量（g）
W_1：抽出・乾燥後の定量びんの恒量（g）＝（粗脂肪 ＋ 定量びん）の質量（g）
S：試料採取質量（g）

15. ソックスレー抽出法による定量

実験操作

```
① 粉末試料（約 2〜5 g）
        ↓
② 円筒ろ紙
        ↓
③ 脱脂綿を詰める
        ↓
④ 加熱，乾燥（100〜105 ℃，2〜3 時間）
        ↓
⑤ 放冷（30 分）
        ↓
⑥ ソックスレー抽出器
        ↓
⑦ 加温（50〜70 ℃，8〜16 時間）
        ↓
⑧ 脂肪抽出
        ↓
⑨ 冷却管から抽出器とともに定量びんを取り外す
        ↓
⑩ 再び冷却管を連結して加温
        ↓
⑪ 定量びんをソックスレー抽出器からはずす
        ↓
⑫ 加熱，乾燥（95〜100 ℃，はじめは 1 時間，2 回目以降は 30 分）
        ↓
⑬ 放冷（30 分）
        ↓
⑭ 秤　量
```

＊定量びんが恒量になるまで繰り返す。

① 試料の採取量は，抽出物の質量が 0.05〜1 g 程度になる量が適当である。

② 試料を円筒ろ紙に精秤する。

③ 円筒ろ紙の上部に脱脂綿を詰める。

④ 電気定温乾燥器を用いる。

⑤ デシケーターを用いる。

⑥ 試料の入った円筒ろ紙を抽出器に入れ，恒量に達した定量びんに 1/2〜2/3 容のジエチルエーテルを入れ，ソックスレー抽出器に連結する。

⑦ 冷却管から 1 分間に約 80 滴のジエチルエーテルが滴下するように恒温水槽の温度を調節する。

⑨ ジエチルエーテルが定量びんに戻った直後に抽出器を冷却管から取り外して円筒ろ紙をピンセットで抜き出し，ビーカーに立てる（ドラフト内）。

⑪ 定量びん中のジエチルエーテルのほとんど全部が抽出器に移ってから，定量びんをソックスレー抽出器からはずす。

⑫ 取り外した定量びんを湯浴上でなお加温し，ジエチルエーテルの残りを蒸発させる。

⑬ デシケーターを用いる。

⑭ はじめは，ジエチルエーテルが蒸発するため重量が減少するが，脂質が酸化されて質量が増加するときは，その最小秤量値を恒量とする。

操作のポイント

② 試料が円筒ろ紙の容積の 2/3 以上を占めない量とする。試料の量が多過ぎると抽出が不完全になる恐れがある。

③ 脱脂綿を詰めるのは，ジエチルエーテルが全体に浸透し，試料が円筒ろ紙から漏れ出ないようにするため。

④ 試料採取後の乾燥は充分に行う。乾燥不十分であると脂肪の抽出が不十分になるとともに，水溶性物質が抽出物中に混入する。

⑫ 定量びんの外側に水滴，ごみあるいは人の手の汚れなどが付着しているおそれがあり，これらを除くためガーゼできれいにふいてから，電気定温乾燥器に入れる。

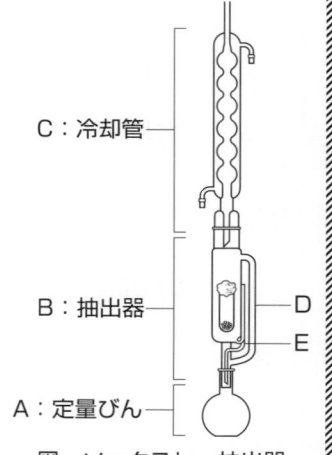

COLUMN ソックスレー抽出器

ソックスレー抽出器は，A：定量びん，B：抽出器，C：冷却管の3部分からなる（図参照）。

試料を入れて脱脂綿を軽くつめた円筒ろ紙をBに入れ，ジエチルエーテルをAに入れ，A，Bおよび冷却水を通したCを連結する。Aを電気恒温湯浴上で加温するとA内のジエチルエーテルが蒸発し，Dを通ってCに達して冷却され，B内の円筒ろ紙上に滴下し，B内にたまり，試料中の脂質が抽出される。ジエチルエーテルの液面がEの上部に達すると，B内のジエチルエーテルは抽出した脂質とともにEを通ってAに流れ込む。ここで再び加温されてジエチルエーテルのみが蒸発し，A→C→B→Aを繰り返すことにより，試料中の脂質がすべてAに集められる。抽出が終わった後，ジエチルエーテルの回収時にはBの下部を回収びんの口に差し込んで傾けるとB内のジエチルエーテルはEを通って回収びんに流れ込む。

図 ソックスレー抽出器

油脂の化学的特徴の指標（特数）と変質の程度の指標（変数）

●化学的特徴の指標

特数	ヨウ素価 (iodine value：IV)	脂肪酸の 不飽和度	油脂 100 g に付加されるヨウ素の g 数 IV 130 以上（乾性油） IV 90〜130（半乾性油） IV 90 以下（不乾性油）	100g：$-\overset{\|}{C}=\overset{\|}{C}-$ I_2 が付く 100g：$-\overset{\|}{C}-\overset{\|}{C}-$ I_2 が付かない 二重結合が多いとヨウ素価が高い
	ケン化価 (saponification value：SV)	脂肪酸の 分子の大 きさ	油脂 1 g を加水分解するのに必要な KOH の mg 数 脂肪酸の分子量が小さいほど SV は大きい	ケン化価大：1g 分子数：多，分子量：小 ケン化価小：1g 分子数：少，分子量：大

●変質の程度の指標

変数	酸価 (acid value： AV)	油脂の酸 敗，分解 の程度	遊離脂肪酸含量（油脂 1 g を中和するのに要する KOH の mg 数） AV 0.1 以下（新鮮な植物油） AV 1 以下（揚げ処理用油脂） AV 3 以上（食用に不適）	新しい油 トリアシルグリセロール
	過酸化物価 (peroxide value：PV)	油脂の初 期酸敗の 程度	油脂の過酸化物量（油脂 1 kg 中の過酸化物の mg 当量数） 即席めんの油脂の成分規格： PV は 30 以下	
	カルボニル価 (carbonyl value：CV)	油脂の後 期酸敗の 程度	過酸化物の分解物カルボニル化合物の量（油脂 1 kg に含まれるカルボニル化合物の mg 当量数）	古い油 AV：〜 遊離脂肪酸 PV：ROOH ヒドロキシペルオキシド CV：>C=O カルボニル化合物 TBARS：−CHO アルデヒド類
	チオバルビツール酸 反応性物質量 (TBARS)	油脂の酸 敗の程度	TBA 反応性物質量（油脂の酸化生成物のアルデヒド類に TBA を作用させ生じる赤色色素量を油脂 1 g 当りの吸光度で表す）	

16-1. クロロホルム・メタノール混液法による定量

目的

大豆製品（きな粉，湯葉，豆腐，みそ）および卵類から総脂質をクロロホルム・メタノール混液で抽出して定量する。

原理

大豆製品や卵類にはレシチンを代表とするリン脂質が多く含まれる。リン脂質はジエチルエーテルよりもクロロホルム・メタノール混液への溶解度が高いことを利用して，これらの食品中に含まれる脂質を抽出したのち，無水硫酸ナトリウムで水分を除去する。さらにエバポレーターで溶媒を留去し，乾燥後の質量を測定して総脂質とする。

試料

きな粉

試薬

●クロロホルム　●メタノール　●無水硫酸ナトリウム

器具

すり合わせ三角フラスコ（200 mL），ナス型フラスコ（100 mL），ろ紙（No 2），ロート，ロート台，化学天秤，還流リービッヒ冷却管，エバポレーター，ジョイントクランプ

COLUMN　クロロホルム・メタノール混液法の発明者

代表的な総脂質の抽出方法の一つであるクロロホルム−メタノール混液法は，別名フォルチ法とも呼ばれており，むしろこちらの名称の方が世に知られている。**フォルチ法**の名称は発明者であるジョルディ・フォルチ・パイ博士にちなんだものである。フォルチはバルセロナ生まれのスペイン人でバルセロナ大学医学部に学んだ後，1936 年にアメリカに渡りロックフェラー研究所の研究員を経てハーバード大学医学部に勤務した。彼は生化学と神経科学が専門であり特に脳脂質の研究を行った。脳内の全脂質を温和な条件で定量的に抽出するための溶媒として考案，使用したのがクロロホルム・メタノール混液である。

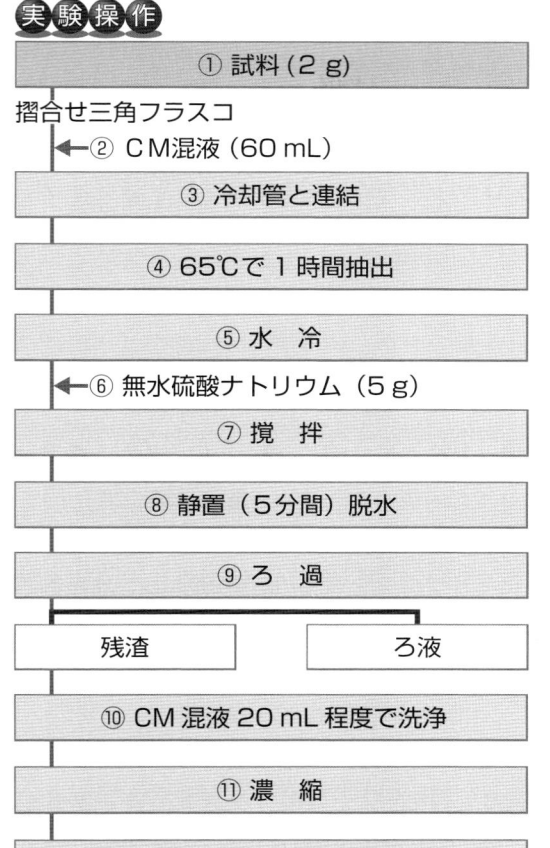

16-1. クロロホルム・メタノール混液法による定量

実験操作

```
① 試料（2 g）
摺合せ三角フラスコ
    ←② CM混液（60 mL）
③ 冷却管と連結
④ 65℃で1時間抽出
⑤ 水　冷
    ←⑥ 無水硫酸ナトリウム（5 g）
⑦ 撹　拌
⑧ 静置（5分間）脱水
⑨ ろ　過
    ├── 残渣          ろ液
⑩ CM混液 20 mL 程度で洗浄
⑪ 濃　縮
⑫ 乾燥（105℃，30分間）
⑬ 放冷（45分間）
⑭ 質量測定
```

① 試料2g（脂質として0.2g以上）を化学天秤で計り取り，すり合わせ三角フラスコに入れる。

③ クロロフォルム：メタノール（2：1）混液を入れる。

④ 65℃の温浴中に漬ける。すり合せ三角フラスコを時々撹拌しながら1時間抽出する。

⑤ すり合せ三角フラスコを温浴から取り出し，冷水中で室温まで冷却する。

⑧ このとき，無水硫酸ナトリウムがサラサラの状態であること。

⑨ ロートにひだ折ろ紙を載せ，ナス型フラスコへすり合せ三角フラスコ内の抽出液をろ過する。

⑩ フラスコ内および，ろ紙上の残渣を20 mL程度のCM混液で洗浄する。

⑪ エバポレーターで溶媒を留去する。

⑫ るつぼばさみを用いて乾燥機へ移し，105℃で30分間乾燥させて完全に溶媒を留去する。

⑬ るつぼばさみを用いてデシケーターに移し，45分間放冷する。

⑭ 化学天秤でナス型フラスコの質量を測定する。

留意点・操作のポイント

④ 連結部分に隙間があると結露した水が三角フラスコ内に流入することがあるのでジョイントクランプで固定する。

⑨ ナス型フラスコはあらかじめ化学天秤で質量を測定し，恒量値を求めておく。

⑫ ナス型フラスコの周りをきれいなティシュペーパーなどで汚れをふき取り，るつぼばさみを用いて乾燥機へ移す。

Ⅲ　食品の栄養成分に関する実験

16-2．脂質の定性実験

目的
　　脂質の検出と定性方法についてカラムクロマトグラフィー（CC）と薄層クロマトグラフィー（TLC）を組み合わせた分離方法，および検出試薬の違いによる定性方法について学ぶ

試料
クロロホルム・メタノール混液法により抽出した大豆（きな粉）の総脂質

試薬
●ケイ酸　●ハイフロスーパーセル　●薄層板（シリカゲル60）　●クロロホルム　●アセトン　●メタノール　●展開溶媒A（ヘキサン：ジエチルエーテル：酢酸＝80：20：1）　●展開溶媒B（クロロホルム：メタノール：純水＝60：25：4）　●発色試薬Ⅰ（50％硫酸）　●発色試薬Ⅱ（ディトマー試薬；4.01 g 三酸化モリブデンを25 M 硫酸100 mLに加熱溶解（A溶液），A溶液50 mLに粉末モリブデン0.18 gを加熱溶解し（B溶液），AとBを等量混合し，2倍量の純水で希釈して使用）　●発色試薬Ⅲ（アンスロン硫酸試薬；0.05％アンスロン/1％チオ尿素/66％硫酸）

器具
ガラスカラム管（直径1 cm×長さ20 cm程度），摺合せナス型フラスコ，ロータリーエバポレーター，ビーカー（100 mL容），三角フラスコ（100 mL容），メスシリンダー（50または100 mL容），マイクロピペット（2～20 μL用）またはガラス製キャピラリー管，薬サジ，薬包紙，ガラス棒

計算
下の計算式からそれぞれのスポットのRf値を求めて脂質を同定する。

$$Rf 値 = \frac{スポットした原点から各成分の移動距離（cm）}{スポットした原点から溶媒の移動距離（cm）}$$

16−2．脂質の定性実験

実験操作

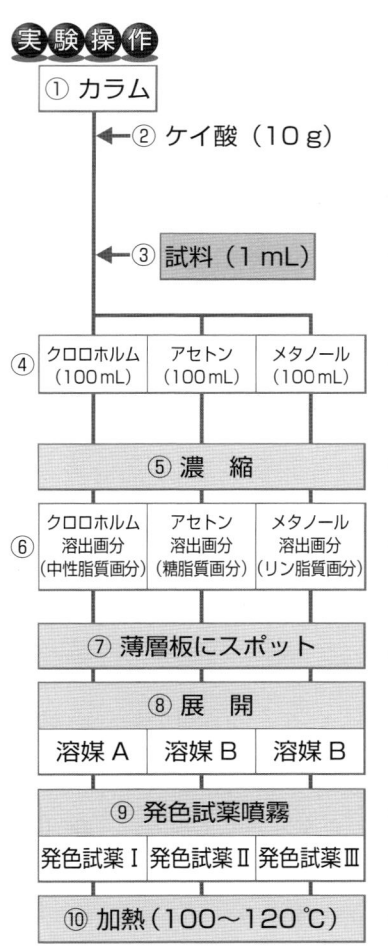

① カラム
② ← ケイ酸（10 g）
③ ← 試料（1 mL）
④ クロロホルム（100 mL） / アセトン（100 mL） / メタノール（100 mL）
⑤ 濃縮
⑥ クロロホルム溶出画分（中性脂質画分） / アセトン溶出画分（糖脂質画分） / メタノール溶出画分（リン脂質画分）
⑦ 薄層板にスポット
⑧ 展開　溶媒A　溶媒B　溶媒B
⑨ 発色試薬噴霧　発色試薬Ⅰ　発色試薬Ⅱ　発色試薬Ⅲ
⑩ 加熱（100〜120℃）

①・② カラム管の底に脱脂綿を軽く詰め，3時間，110℃で活性化後のケイ酸／ハイフロスーパーセル（1：2）をクロロホルムに懸濁して流し込む（カラムが涸れないように注意する）。

③ 脂質質量：シリカゲル＝1：75以下に試料を調製して1 mLをカラムに添加する。

④ クロロホルム→アセトン→メタノールの順に100 mLずつ溶媒を流して各溶出液をナス型フラスコへ分画する。
⑤ エバポレーターで溶媒を除去し濃縮。

⑥ クロロホルム→アセトン→メタノールの順に100 mLずつ溶媒を流して各溶出液をナス型フラスコへ分画する。
⑦ マイクロピペットまたはキャピラリーを使って薄層板へ試料を10 μL程度スポットする。（スポットの直径が2〜3 mm程から広がらないように溶媒を留去しながらスポットしていく。）

⑨ 展開した薄層板の溶媒を留去して，発色試薬Ⅰ，Ⅱ，Ⅲを噴霧。

⑩ 100〜120℃で加熱。

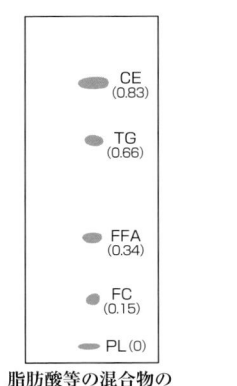

脂肪酸等の混合物のTLCによる展開例
CE (0.83)
TG (0.66)
FFA (0.34)
FC (0.15)
PL (0)
溶媒：ヘキサン：エーテル：酢酸（80：20：1）
CE：コレステロールエステル
TG：トリアシルグリセリン
FFA：遊離脂肪酸
FC：遊離コレステロール
PL：リン脂質

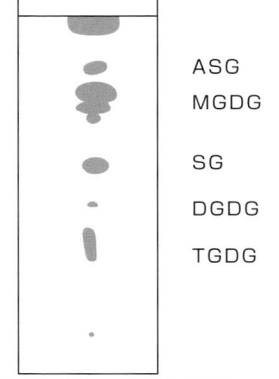

糖脂質混合物のTLCによる展開例
ASG
MGDG
SG
DGDG
TGDG
溶媒：クロロホルム：メタノール：水（60：25：4）
ASG：アシルステリルグルコシド
MGDG：モノグリコシルグリセロール
SG：ステリルグルコシド
DGDG：ジグルコシルジアシルグリセロール
TGDG：トリグルコシルジアシルグリセロール

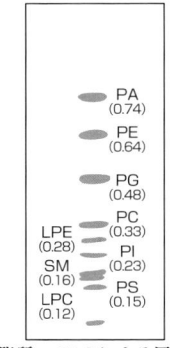

リン脂質のTLCによる展開例
PA (0.74)
PE (0.64)
PG (0.48)
PC (0.33)
LPE (0.28)
PI (0.23)
SM (0.16)
PS (0.15)
LPC (0.12)
溶媒：クロロホルム：メタノール：水（63：25：4）PA：ホスフェチッド酸，PE：ホスファチジルエタノールアミン，PG：ホスファチジルグリセリン，PC：ホスファチジルコリン，LPE：リゾホスファチジルエタノールアミン，PI：ホスファチジルイノシトール，SM：スフィンゴミリン，PS：ホスファチジルセリン，LPC：リゾホスファチジルコリン

17. 油脂の化学的性状：ケン化価

目的

油脂を構成する**脂肪酸の平均分子量**の指標となるケン化価について調べる。その結果は油脂の品質・性状を知るための指標として重要である（p.67 参照）。

原理

油脂をアルコール溶液中でアルカリと加熱すると，グリセリンなどの**アルコール**と**脂肪酸**に加水分解される。この加水分解反応を**ケン化**といい，油脂1gを完全にケン化するのに要する水酸化カリウムのmg数を**ケン化価**という。

$$\begin{array}{c} CH_2COOR \\ CHCOOR \\ CH_2COOR \end{array} + 3KOH \xrightarrow{ケン化} \begin{array}{c} CH_2OH \\ CHOH \\ CH_2OH \end{array} + 3RCOOK$$

油脂（トリグリセリド）　　　　　　　グリセリン　　脂肪酸カリウム

試料

食用油（大豆油，なたね油，オリーブ油，牛乳脂肪など）

試薬

●0.5 M 水酸化カリウム・エタノール溶液（水酸化カリウム32gを15〜20 mLの水に溶解し95%エタノールを加えて1Lとする。不溶物があるときはこれをろ過して除く。） ●0.5 M 塩酸標準溶液（力価を測定しておく。） ●1%フェノールフタレイン・エタノール溶液（フェノールフタレイン1gを95%エタノールに溶解し，100 mLとする。）

器具

三角フラスコ（200〜300 mL，ケン化用），ビュレット（50 mL），ホールピペット（25 mL），安全ピペッター，還流冷却器，恒温槽あるいは湯煎鍋

計算

$$ケン化価（SV）= \frac{28.05 \times (B - A) \times F}{S}$$

28.05：0.5 M 塩酸標準溶液1 mLと反応する水酸化カリウム量（g）
B：空試験の 0.5 M 塩酸標準溶液の滴定値（mL）
A：本試験の 0.5 M 塩酸標準溶液の滴定値（mL）
F：0.5 M 塩酸標準液の力価
S：試料採取質量（g）

17. 油脂の化学的性状：ケン化価

実験操作

① 試料　1.0〜2.0 g
　← ② 0.5 M 水酸化カリウム・エタノール溶液　25 mL
③ 還流冷却器を取り付ける
④ 加熱還流（60〜80 ℃，30分間）
⑤ 冷　却
⑥ 還流冷却器を外す
　← ⑦ 1％フェノールフタレイン・エタノール溶液　1 mL
⑧ 0.5 M 塩酸標準溶液で滴定
⑨ 終　点

① 試料 1.0〜2.0 g を精秤し，ケン化用三角フラスコに入れる。
② 安全ピペッター付きホールピペットで加える。
③ ケン化用三角フラスコに還流冷却器を取り付ける。
④ 湯煎（60〜80 ℃）中で30分間ときどき振り混ぜながら加熱する。
⑤ ケン化後ただちに冷却する。
⑧ 過剰の水酸化カリウムを 0.5 M 塩酸標準溶液で滴定する。
⑨ 溶液の赤色が完全消失した時点を終点とする。

＊空試験：試料のみを加えず，②〜⑨の操作を行う。

操作のポイント

② アルコール濃度が低いとケン化が進みにくく，逆に濃度が高すぎると反応が**エステル交換**で止まることがある。

③ 還流冷却器は，管があまり細いと途中で凝縮したアルコール分や水分がフラスコ内に落ちにくく，吹き出すことがあるので注意する。

④ 加熱時の湯煎は穏やかに沸騰させる。反応温度が低いとケン化が十分に進まず，脂肪酸カリウムが完全に生成されない。

⑤ 反応後の内容物が器壁に固化しないよう，冷却器の上から温蒸留水で暖めながら冷却する。

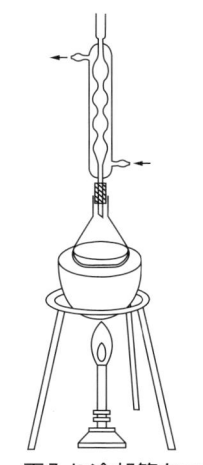

図　玉入り冷却管をつけた三角フラスコの湯煎加熱

COLUMN　ケン化価と脂肪酸の分子量

ケン化価は，構成脂肪酸の炭素数に由来するため，ある程度主体の脂肪酸を推定することができる。ケン化価が190前後の脂肪酸は C_{18}，200〜210 は C_{18} と C_{16}，240〜250 は C_{12} と C_{14} が主体である。

油脂の構成脂肪酸の分子が小さい（C_{12}・C_{14} 主体）牛乳脂肪などはケン化価が大きく（250前後），構成脂肪酸の分子が大きい（C_{18} 主体）なたね油などはケン化価が小さい（180前後）。

III 食品の栄養成分に関する実験

18. 油脂の化学的性状：ヨウ素価（ウィイス法）

目的

ウィイス法により油脂中の**不飽和結合量の指標**として用いられるヨウ素価を測定する。ヨウ素価より油脂の乾性油，半乾性油，不乾性油を分類する。

原理

ヨウ素価（iodine value：IV）とは，油脂 100 g に吸収される**ヨウ素の g 数**を指す。油脂中の不飽和結合部に塩化ヨウ素を付加させて，過剰（未反応）の塩化ヨウ素をヨウ化カリウムにより分解し，遊離するヨウ素をチオ硫酸ナトリウムで逆滴定する。

$$-CH=CH- + ICl \rightarrow -\underset{I}{CH}-\underset{Cl}{CH}-$$

$$ICl + KI \rightarrow KCl + I_2$$
$$Na_2S_2O_3 + 4I_2 + 5H_2O \rightarrow 2NaI + 2H_2SO_4 + 6HI$$

試料

魚油（乾燥油：0.1〜0.2 g，半乾燥油：0.2〜0.3 g，不乾性油：0.3〜0.4 g，固体脂質：0.6〜1.0 g）

試薬

●四塩化炭素　●ウィイス液（三塩化ヨウ素 7.9 g とヨウ素 8.9 g をそれぞれ酢酸に溶解した後，両液を混合し酢酸を加え，1000 mL とする。褐色びんに保存する〔一塩化ヨウ素の酢酸溶液〕）　●10％ヨウ化カリウム溶液　●0.1 M チオ硫酸ナトリウム標準溶液　●1％デンプン溶液（可溶性デンプン 1 g を 100 mL の蒸留水に加え煮沸し，溶解する。）　●0.1 M 重クロム酸カリウム溶液　●濃硫酸

器具

三角フラスコ（500 mL）メスシリンダー（100 mL）ホールピペット（25 mL）駒込ピペット（1 mL）ビュレット（50 mL）

計算

$$0.1 \text{ M チオ硫酸ナトリウム標準溶液の力価 } F = \frac{25}{V_0-V} \times F'$$

V_0：空試験溶液の 0.1 M チオ硫酸ナトリウム標準溶液の滴定値（mL）
V：試験溶液の 0.1 M チオ硫酸ナトリウム標準溶液の滴定値（mL）
F'：0.1 M 重クロム酸カリウム溶液の力価

$$\text{ヨウ素価（IV）} = \frac{0.01269 \times (V_0 - V) \times F}{S} \times 100$$

0.01269：0.1 M チオ硫酸ナトリウム標準溶液 1 mL と反応するヨウ素量（g）
V_0：空試験溶液の 0.1 M チオ硫酸ナトリウム標準溶液の滴定値（mL）

18. 油脂の化学的性状：ヨウ素価（ウィイス法）

V：試料溶液の 0.1 M チオ硫酸ナトリウム標準溶液の滴定値（mL）
F：0.1 M チオ硫酸ナトリウム標準溶液の力価
S：試料油脂採取質量（g）

実験操作

●0.1 M チオ硫酸ナトリウム標準溶液の標定

| ① 10％ヨウ化カリウム溶液　10 mL |
| ← ② 濃硫酸　5 mL |
| ← ③ 0.1 M 重クロム酸カリウム溶液　25 mL |
| ← ④ 純水　100 mL |
| ⑤ 0.1 M チオ硫酸ナトリウム標準溶液で滴下 |

⑤ ビュレットで滴下する。

| ⑥ 微黄色に変化 |
| ← ⑦ 1％デンプン溶液　2～3 滴 |
| ⑧ 終　点 |

⑥・⑦ 微黄色に変化後，1％デンプン溶液 2～3 滴滴下する。

⑧ 終点は青色が消失し緑色になった点とする。

＊空試験：0.1 M 重クロム酸カリウム溶液を加えず滴定する。

●油脂の分析

| ① 試　料 |
| ← ② 四塩化炭素　10 mL |
| ③ 溶　解 |
| ← ④ ウィイス液　25.0 mL |
| ⑤ 暗所放置（60 分間） |
| ← ⑥ ヨウ化カリウム溶液　20.0 mL |
| ← ⑦ 純水　100 mL |
| ⑧ 混　合 |
| ⑨ 滴　定 |
| ⑩ 微黄色に変化 |
| ← ⑪ 1％デンプン溶液　2～3 滴 |
| ⑫ 終　点 |

① 魚油，乾性油：0.1～0.2 g，半乾性油：0.2～0.3 g，不乾性油：0.3～0.4 g，固体脂質：0.6～1.0 g を精秤し，三角フラスコに入れる。

③ 溶液が透明にならないときは，さらに四塩化炭素を加える。

④ ホールピペットを用いて加え，静かに振る。

⑤ ヨウ素価が 150 以上の試料は 2～3 時間行う。

⑨ 0.1 M チオ硫酸ナトリウム標準溶液を滴下する。

⑪ 微黄色に変化後，1％デンプン溶液 2～3 滴滴下する。

⑫ 終点は青色が消失し緑色になった点とする。

＊空試験：試料を加えずに②～⑫の操作を行う。

III 食品の栄養成分に関する実験

19. 薄層クロマトグラフィーによる分離・検出

目的

薄層クロマトグラフィーを用いて，ヤマノイモに含まれる植物ステロールのジオスゲニン（DG）の分離・検出を行う。

原理

操作が容易な薄層クロマトグラフィーは，単純脂質，複合脂質，脂質の分子種，過酸化脂質の分離・検出などの定性分析ほか，定量や分取などにも応用される。

薄層クロマトグラフィー（TLC）とは，ガラス板にシリカゲルなどの吸着剤を塗布した薄層に試料を点着後，適当な溶媒を用いて展開させ，**吸着度**の違いから展開距離に差が生じ分離する技術を用いて分離後，検出を行う。なお，2次元展開法もあり，分離能が高く少量成分まで分離・検出できる。吸着に用いる担体は，カラムと同様だが粒子が細かいため，**カラムクロマトグラフィー**より分離能は高い。

試料

ヤマノイモ1 kg（剥皮・摩砕し凍結乾燥後，乾燥重量の10倍量のメタノールを加え，撹拌・抽出〔室温，24時間〕後，吸引ろ過し，ろ液を減圧乾固し，水とブタノールを等量加え，上層のブタノール層を分取し，減圧乾固後，メタノール0.5 mLに溶解させ試料とする。なお，ジオスゲニン標準品も同様に処理する。）

試薬

●メタノール　●1-ブタノール　●展開溶媒（クロロホルム：メタノール：純水＝8：4：1　●スピロスタノール検出試薬（硫酸試薬〔10％硫酸50 mL：メタノール50 mL〕）
●フロスタノール検出試薬（エールリッヒ試薬〔95％エタノール50 mL：濃塩酸50 mL：p-ジメチルアミノベンズアルデヒド2.67 g〕）

器具

点着用マイクロピペット，恒温展開槽，シリカゲル薄層板，検出用ガラス製噴霧器

計算

$$Rf 値 = \frac{\text{スポットした原点から各成分の移動距離（cm）}}{\text{スポットした原点から溶媒の移動距離（cm）}}$$

考察のポイント

● シリカゲルは多くの水酸基（-OH）をもち極性が高い。試料中の極性が高い成分ほど展開しにくく，物質を分離することができる。理論的には**Rf値**は成分固有の値を示すが，実際には吸着剤の種類，点着技術や点着量，展開溶媒の組成，展開槽内の溶媒蒸気の飽和度，展開温度などの影響を受け，再現性のあるデータを得るには予備試験や練習が必要となる。また，プレート両端は移動度が大きくなる傾向がある。

19. 薄層クロマトグラフィーによる分離・検出

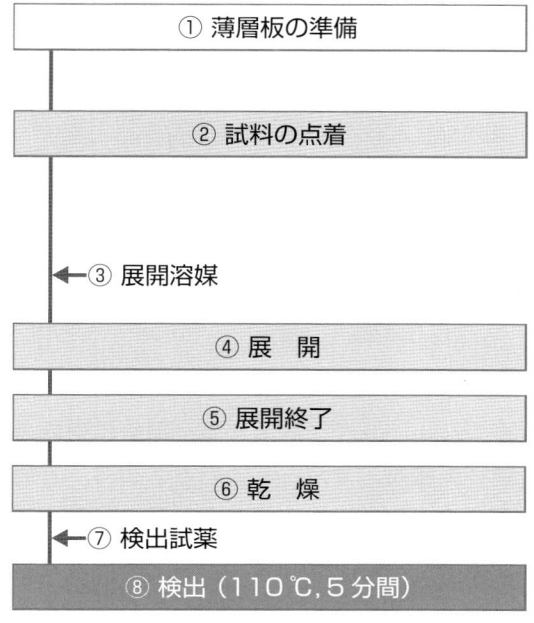

実 験 操 作
● TLC操作

① 薄層板の準備
② 試料の点着
← ③ 展開溶媒
④ 展　開
⑤ 展開終了
⑥ 乾　燥
← ⑦ 検出試薬
⑧ 検出（110℃, 5分間）

① 下図参照。あらかじめ展開溶媒浸漬ライン，点着位置，展開前線を鉛筆で薄くマークしておく。

② マイクロピペットなどを用いて，スポットが小さくなる（φ2 mm以下）よう点着する。
＊試料濃度が低い場合は，ドライヤーで乾燥しながら，複数回点着する。

③ 密閉し，展開槽内の溶媒蒸気が飽和状態まで待つ。

④ プレート下端1 cmを溶媒に浸漬するようセットする。

⑤ 展開前線まで展開後，直ちにプレートを取り出す。

展開前線まで展開しない場合は，展開溶媒の先端に鉛筆でマークする。

⑧ Rf 値を算出する。

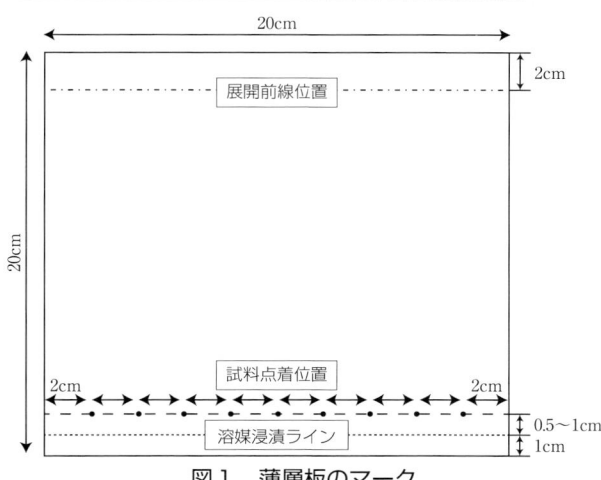

図1　薄層板のマーク

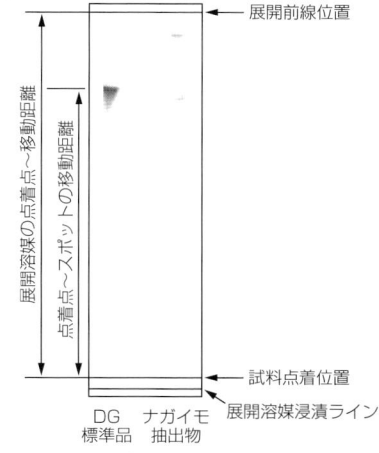

図2　ナガイモ抽出物のTLCによるDGの検出結果
（スピロスタノール検出試薬）

COLUMN　ナガイモの効用

　ナガイモは古くから滋養強壮などの薬効が知られ，漢方では山薬として利用される。含まれるステロイドサポゲニンの一種であるDGが人体内で代謝され，両性ホルモンに変換し強壮作用を示すと考えられる。最近ではアルツハイマー症の改善効果も報告されている。ヤマノイモ科ではDGのほか，数十種のスピロスタノール型およびフロスタノール型の誘導体が含まれ，酸加水分解によりDGが多くなるとの報告もある。

Ⅲ-4　炭水化物・糖質に関する実験の概要

　炭水化物（糖質）は，ヒトの栄養素の中で最も重要なエネルギー源である。糖質は構成される糖の数によって，**単糖類**，**少糖（オリゴ糖）類**，**多糖類**に分類されている。また，官能基の違いにより，アルデヒド基を有する**アルドース**，ケトン基を有する**ケトース**に分類することができる。これらアルドースやケトースなどの単糖類は**還元糖**といわれ，フェーリング液を還元して，酸化銅（Cu_2O）の赤色沈殿を生成する性質がある。一般に，この還元力を利用して糖質の定性・定量分析が行われている。

　『日本食品標準成分表2015年版（七訂）』では，でん粉，ぶどう糖，果糖，ガラクトース，しょ糖，麦芽糖，乳糖，トレハロース等を分析または推計し，これらを単糖換算した量と差し引き法による値が併記されている。ここでは，**差し引き法**による算出，各種糖の定性・定量分析（**フェノール硫酸法**，**ソモギー法**ほか）を示した。また，糖質はその化学的性質や構造によって分離・検出できることの理解のため，食品からの分離・検出の具体例を示した。

表　炭水化物（糖質）の分類と種類

分　　類	種　　類	例
単糖類 （糖の基本単位）	五炭糖（C5）（ペントース）	キシロース，リボース，アラビノース，リブロース
	六炭糖（C6）（ヘキソース）	グルコース，フルクトース，ガラクトース
少糖（オリゴ糖） （数分子の単糖からなる糖）	二糖	スクロース，マルトース，ラクトース
	三糖	ラフィノース
	四糖	スタキオース
多糖類 （多数の単糖や誘導糖からなる糖）	単純多糖（ホモ多糖）	デンプン，セルロース，イヌリン
	複合多糖（ヘテロ多糖）	マンナン，ペクチン，アルギン酸　など
糖誘導体 （単糖の構造の一部が変化した糖）	ウロン酸	ガラクツロン酸，グルクロン酸
	糖アルコール	グリセロール，ソルビトール，キシリトール
	アミノ糖	グルコサミン，ガラクトサミン
	デオキシ糖	デオキシリボース
	アミノ糖	グルコサミン，ガラクトサミン

20. 差引き法による算定

目的

『日本食品標準成分表』において炭水化物量の算出に用いられている差引き法について理解する。

原理

従来の『日本食品標準成分表』における炭水化物量は，水分，たんぱく質，脂質および灰分の合計（g）を，100 g から引いた値である。この手法では他成分の分析誤差がすべて炭水化物量に影響する。また硝酸イオン，アルコール，酢酸，ポリフェノール（タンニンを含む），カフェインおよびテオブロミンを比較的多く含む食品や，加熱により二酸化炭素が多量に発生する食品については，これらの含量も差し引いて求める。

差引き法による利用可能炭水化物（Carbohydrate, available, calculated by difference）は 100 g から，水分，アミノ酸組成によるたんぱく質（この収載値がない場合には，たんぱく質），脂肪酸のトリアシルグリセロール当量として表した脂質（この収載値がない場合には，脂質），食物繊維総量，有機酸，灰分，アルコール，硝酸イオン，ポリフェノール（タンニンを含む），カフェイン，テオブロミン，加熱により発生する二酸化炭素等の合計（g）を差し引いて求める。

計算

① 日本食品標準成分表 2015 年版（七訂）での炭水化物量を求める式

炭水化物（g/100 g）= 100 −（水分 + たんぱく質 + 脂質 + 灰分）

② 日本食品標準成分表 2020 年版（八訂）での利用可能炭水化物量を求める式

可食部 100 g 中の差引き法による利用可能炭水化物（CHOAVLDF*）(g)
= 100 −（可食部 100 g 中の［水分 + たんぱく質 + 脂質 + 灰分 + アルコール + 食物繊維］g 数）
= 可食部 100 g 中の（差引き法による炭水化物 − 食物繊維）の g 数

* CHOAVLDF：差引き法による利用可能炭水化物の成分識別子であり，FAO/INFOODS の Tagname が用いられている。

III 食品の栄養成分に関する実験

21. 薄層クロマトグラフィーによる糖の分離・検出

目的
果実飲料に含まれる糖を，薄層クロマトグラフィーにより分離・検出する。

原理
甘味を呈する食品には，単糖類や少糖類が含まれることが多い。食品に含まれるタンパク質や色素を酢酸鉛により沈殿させて除き，糖類を含む試料溶液を調製する。（薄層クロマトグラフィーについてはp.60を参照）

試料
●市販オレンジジュース（果汁100%） ●1%糖標準溶液（キシロース，グルコース，ガラクトース，フルクトース，マルトース，ラクトース，スクロース）

試薬
●飽和酢酸鉛溶液 ●シュウ酸ナトリウム ●展開液（酢酸エチル：2-プロパノール：純水：ピリジン＝26：14：7：2） ●発色試薬（アニリン－ジフェニルアミン試薬〔ジフェニルアミン1g，アニリン1mL，85%リン酸5mLをアセトンに加えて加熱しながら溶解して50mLに定容〕）

器具
三角フラスコ（50 mL，100 mL），ビーカー（100 mL），メスシリンダー（50 mL），キャピラリー，薬さじ，薬包紙，ろ紙（No.2，直径150 mm），ロート，ロート台，電気定温乾燥器（100℃），電子天秤，展開槽，シリカゲル薄層板，4B鉛筆，ドライヤー，定規，噴霧器，ガラス棒

計算

$$Rf 値 = \frac{スポットした原点から各成分の移動距離（cm）\cdots a}{スポットした原点から溶媒の移動距離（cm）\cdots b}$$

課題
● TLCスポットのRf値，呈色を標準物質のスポットと比較して，試料中の糖を推定しよう。

● 試料溶液の糖の定性反応の結果や，柑橘類に含まれる糖類を書籍から調べた結果を総合して，オレンジジュースに含まれている糖を最終的に推定しよう。

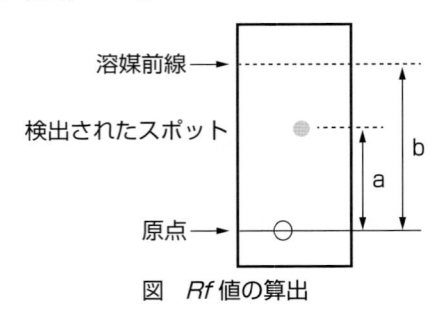

図　Rf値の算出

21. 薄層クロマトグラフィーによる糖の分離・検出

実験操作

① オレンジジュース 3 g + 純水 50 mL
② 酢酸鉛溶液　1 mL
③ 撹拌（5分）
④ 放置（5分）
⑤ ろ過
⑥ ろ液　／　沈殿（たんぱく質，色素）
⑦ シュウ酸ナトリウム（0.2 g）
⑧ 撹拌（2分）
⑨ ろ過
⑩ ろ液　／　沈殿（シュウ酸鉛）
⑪ スポット
⑫ 展開（12 cm，約1時間）
⑬ 発色試薬噴霧
⑭ 加熱検出（100℃・10分間）
⑮ Rf 値算出，糖の推定

① 純水を加えて混合しておく。

② 取扱いに注意する。

⑦ シュウ酸ナトリウムを少量ずつ加えて撹拌する。シュウ酸鉛の白い沈殿が生成しなくなるまで加え，溶液中の鉛を沈殿として回収する。

⑨ 乾燥ろ紙を用いる。

⑩ 試料糖溶液とシュウ酸鉛の沈殿に分離する。

⑪～⑭ プレートの下端 1.5 cm の位置に鉛筆でスポットラインを引き，1.5 cm 間隔でスポット位置をマークする。試料および標準液を 1 μL ずつキャピラリーでスポットし，ドライヤーで乾かす。（スポット量　糖スタンダード溶液は 1 μL，試料溶液は 2～4 μL）

操作のポイント

② 鉛は有毒であるため注意して取り扱う。鉛のついた実験器具は洗浄前に最少量の水ですすぎ，すすいだ水を回収する。鉛のついたろ紙はピンセットを使って回収する。

⑦ 少量ずつ加えて撹拌する。シュウ酸鉛の白い沈殿が生成しなくなるまで加え，溶液中の鉛を沈殿として回収する。

⑪ 展開槽には展開液を約 5 mm の深さになるよう入れ，蓋をしてしばらく置いて内部を展開液の蒸気で飽和させる。

薄層板に試料をスポットするときには，一度にたくさん付けてスポットが大きくなり過ぎないように注意する（1 μL ずつが適量）。

展開終了時には薄層板を取り出し，直ちに展開液の先端部分（溶媒前線）に鉛筆で印を付ける。

III 食品の栄養成分に関する実験

22. 糖アルコール（コンブのマンニトール）の抽出

目的

　海藻（トロロコンブ）からマンニトールを抽出し，得られた結晶の顕微鏡観察，収量および融点測定を行う（顕微鏡観察については p.160 参照）。

原理

　マンニトールは，自然界に最も多量に存在する**糖アルコール**である。褐藻類，キノコ，カビなどに多く含まれる無色の針状または柱状結晶で，融点は166℃で甘味を有する。純水に溶けやすく，熱エチルアルコールに可溶だが冷エチルアルコールには難溶で，エーテルには不溶という化学的性質を有する。

試料

トロロコンブ 10 g

試薬

●エチルアルコール　●88.5%エチルアルコール　●沸騰石（2個）

器具

三角フラスコ（300 mL），ビーカー（50，100，300 mL）メスシリンダー（100 mL）ブフナーロート，還流リービッヒ冷却管，湯煎鍋，光学顕微鏡，アイスバス，さらし布，吸引びん，融点測定器

課題

● 試料から目的成分を分離する方法を考察しよう。
● 融点や結晶の観察により，目的成分であるかを考察しよう。

22. 糖アルコール（コンブのマンニトール）の抽出

実験操作

＊マンニトールは純水に溶けやすいため，すべて乾いた器具を使用する。

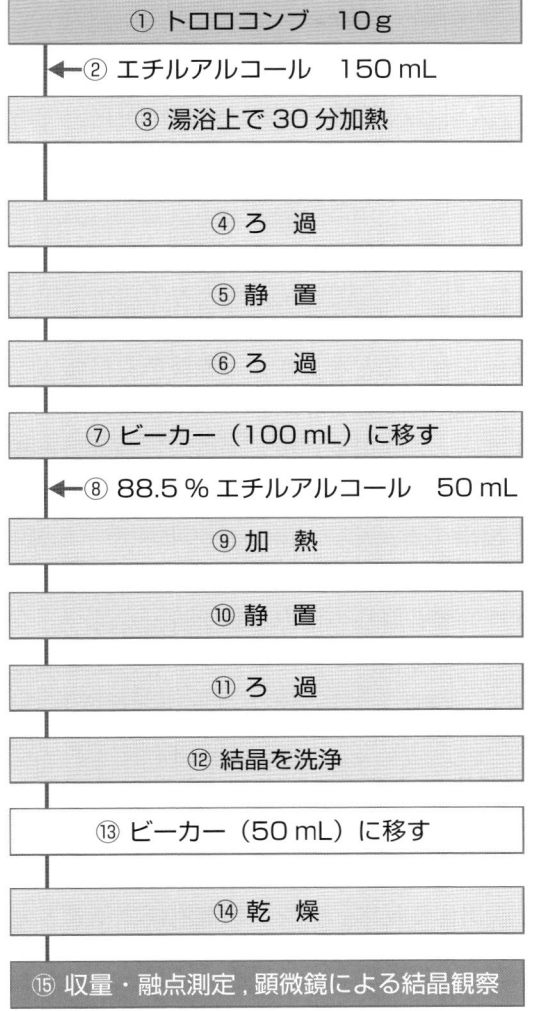

① トロロコンブ 10 g	① 三角フラスコに計り取る。突沸を防ぐために沸騰石を 2 個加える。
←② エチルアルコール 150 mL	
③ 湯浴上で 30 分加熱	③ 溶媒蒸気を冷却してフラスコに戻すため，リービッヒ冷却管を用いる。エチルアルコールが沸騰（沸点 78.32℃）してから 30 分間加熱する。
④ ろ 過	④ 熱いうちにさらし布を用いてビーカー（300 mL）にろ過する。
⑤ 静 置	⑤ 粗熱をとってからアイスバスに入れ冷却する。粗結晶が多量に析出してくる。
⑥ ろ 過	
⑦ ビーカー（100 mL）に移す	⑦ ブフナーロートにろ紙を少量の純水で吸着させ，吸引ろ過した後，ビーカー（100 mL）に結晶を移す。
←⑧ 88.5％エチルアルコール 50 mL	
⑨ 加 熱	⑨ 湯煎鍋の蓋上にビーカーを置き，加熱して結晶を溶解させる。
⑩ 静 置	⑩ アイスバス中に静置。再結晶が析出してくる。
⑪ ろ 過	⑪ 新しいろ紙を使用し，ブフナーロートでろ過する。
⑫ 結晶を洗浄	⑫ ブフナーロート上で冷エチルアルコール約 20 mL を用いて 2 回に分け素早く洗浄する。冷エチルアルコールに可溶の不純物は除かれ結晶が白くなっていく。
⑬ ビーカー（50 mL）に移す	
⑭ 乾 燥	⑭ 数個の穴をあけた薬包紙で覆い，結晶を乾燥させる。
⑮ 収量・融点測定，顕微鏡による結晶観察	⑮ 無色の結晶が約 0.5～1.0 g 得られる。

操作のポイント

④ ろ紙を使用すると時間を要するため，溶媒の温度が下がり，結晶を生成する可能性がある。

⑮ 顕微鏡観察は，スライドグラス上にごく少量の結晶を薄く置き，冷エチルアルコールを 1 滴たらした上にカバーグラスをかけて観察する。

Ⅲ　食品の栄養成分に関する実験

23. 還元糖の定性：モーリッシュ反応ほか

目的

食品成分としては主に**五炭糖（ペントース）**と**六炭糖（ヘキソース）**が重要である。さまざまな糖の呈色反応を行い，個々の糖質に特有な反応を確認して化学的性質を理解し，官能基による化学的性質の違いとあわせて知る。

原理

(1) **モーリッシュ（Molish）反応**：アミノ糖と糖アルコールを除くすべての糖を検出する反応。糖質と脱水剤（濃硫酸）が反応しフルフラール誘導体が生成する。これがナフトールと結合してキノン型またはスルホン化となることで**赤紫色**を呈する。

(2) **ベネディクト（Benedict）反応**：還元糖を検出する反応。アルカリ性下で還元糖が2価の銅イオンを1価の銅イオンに還元する作用を利用している。黄色の水酸化銅（$Cu(OH)_2$）を経て，**赤色**の酸化銅（Cu_2O）が生じる。

(3) **ビアル（Bial）反応**：ペントースを検出する反応。ペントースと強酸（塩酸）から生成するフルフラール誘導体が，鉄イオン存在下においてオルシノールと反応して**緑色～青緑色**の呈色物質を生成する。ウロン酸も同様の反応を示す。

(4) **セリワノフ（Seliwanoff）反応**：ケトースを検出する反応。ケトースが塩酸によってヒドロキシメチルフルフラールとなり，酸性下でレゾルシノールと反応して，**赤色～暗赤色**を呈する。

(5) **バーフォード（Barfoed）反応**：還元力の強さの違いを利用して，単糖類と二糖類を見分ける反応。酸性下で，還元糖が2価の銅イオンを1価の銅イオンに還元する作用を利用している。**赤色**の酸化銅（Cu_2O）の沈殿が生じる。

(6) **ヨウ素-デンプン反応**：デンプンを検出する反応。デンプン溶液にヨウ素-カリウム溶液を加えると，**青紫色～濃青色**を呈する。デンプンを構成するアミロースはグルコース6個で1回転しヨウ素1分子を取り込み，**青紫**を呈する。アミロペクチンは，分枝間の鎖長が短いためヨウ素との結合が弱く，**赤褐色**を呈する。

試料

1％の糖質溶液（グルコース，フルクトース，キシロース，ソルビトール，グルコサミン塩酸塩，マルトース，スクロース，可溶性デンプン）〔各標準物質を正確に1g精秤した後，約90 mLの純水でメスフラスコ（100 mL）にて定容する。〕

試薬

●各反応試薬　●0.2％ヨウ素ヨウ化カリウム溶液

器具

試験管，メスピペット（1～5 mL），駒込ピペット（1～5 mL），湯煎鍋，三脚，ガスバーナー，試験管ミキサー

表　糖類の定性実験

反応名	呈色物質・色	試薬・操作方法・反応	留意点・操作のポイント
(1) モーリッシュ (Molish) 反応	呈色物質：糖一般（アミノ糖と糖アルコール以外） 色：赤紫色	①試料溶液1mLを試験管に採取 ↓ ②モーリッシュ試薬2〜3滴を加え混合 ↓ ③試験管を傾け，濃硫酸1mLを管壁から静かに流し込む。 ↓ ④上層（糖質溶液）と下層（濃硫酸）の2層の境界面の赤紫の環を確認	○濃硫酸を加える際に試験管が熱くなるので注意し，層が形成されるよう慎重に加える。 ○キシロース，ソルビトール，グルコサミン塩酸塩も反応する。
(2) ベネディクト (Benedict) 反応	呈色物質：還元糖 色：赤色〜緑褐色	①試料溶液1mLを試験管に採取 ↓ ②ベネディクト試薬4mLを加え混合 ↓ ③沸騰浴中で3分間加熱 ↓ ④赤色沈殿物の有無を確認	○試験管の底もよく確認する。
(3) ビアル (Bial) 反応	呈色物質：ペントース 色：緑色〜青色	①試料溶液1mLを試験管に採取 ↓ ②ビアル試薬4mLを加え混合 ↓ ③沸騰浴中で1分間加熱 ↓ ④呈色反応を確認	○ヘキソースの中には，茶褐色を呈するものもある。陰性（−）と判断する。
(4) セリワノフ (Seliwanoff) 反応	呈色物質：ケトース（ケトースを含む糖類） 色：赤色〜暗赤色	①試料溶液1mLを試験管に採取 ↓ ②セリワノフ試薬5mLを加え混合 ↓ ③沸騰浴中で2〜5分間加熱 ↓ ④呈色反応を確認	○長時間加熱するとアルドースも弱く呈色する。
(5) バーフォード (Barfoed) 反応	呈色物質：単糖類 色：赤色	①試料溶液1mLを試験管に採取 ↓ ②バーフォード試薬5mLを加え混合 ↓ ③沸騰浴中で5分間加熱 ↓ ④赤色沈殿物の有無を確認	○加熱が長いと二糖類も反応するので注意する。
(6) ヨウ素デンプン反応	呈色物質：アミロース，アミロペクチン 色：青紫色〜濃青色	①各試料2mLを試験管に採取 ↓ ②ヨウ素ヨウ化カリウム溶液5滴を加え混合 ↓ ③呈色反応を確認	○青紫に変化するかどうか，他の糖質との違いは何かをしっかり確認する。

24. フェノール−硫酸法による糖質の定量

目的

フェノール−硫酸法により，全糖量をグルコース量として定量する。

原理

還元糖は，強酸で処理すると，脱水反応によって**フルフラール**またはその誘導体を生成し，これらはフェノールと反応して呈色する。呈色強度（吸光度）は，還元糖の濃度に左右されることから，還元糖の定量に利用できる。また，硫酸による強酸処理により，オリゴ糖などの糖質は加水分解されるので，試料を事前に加水分解処理しなくても試料中の全糖量を測定できる。さらに，タンパク質の共存による影響が少ないことから，糖タンパク質中の糖量の測定にも用いられる。グルコース量として，1〜60 μg/200 μL の感度ですみやかに定量できる。

試料

糖類を含む飲料（着色のないものがよい。濃度が検量線の範囲内になるように希釈し，必要に応じてろ過して用いる。）

試薬

●グルコース　●濃硫酸　●5％フェノール溶液　●50 mg/100 mL グルコース標準溶液
（標準溶液濃度はこの濃度を最大とする。グルコース 500 mg を純水で 1 L に定容する。）

器具

試験管，オートビュレット（5 mL），マイクロピペット，メスピペット（10 mL），恒温水槽，分光光度計，セル，振とう機

計算

$$\text{全糖量 (g/100 g)} = \frac{X \times A \times C}{0.5\ \text{mL} \times S \times 1{,}000} \times 100$$

X：検量線より求めた試験溶液中のグルコース濃度（mg/mL）
A：試験溶液の希釈全容量（定容量）
C：希釈倍数
S：試料採取質量（g）

課題

● 求めた試料中の糖質量と，製品の表示値や『日本食品標準成分表』の同食品欄に示された糖質量（炭水化物量）とを比較しよう。

● 還元糖量と同じ試料を用いて測定し，非還元糖量（全糖量−還元糖量）を求め考察しよう。

実 験 操 作

```
① 試験溶液　0.5 mL
  ← ② 5%フェノール溶液　0.5 mL
③ 混　和
  ← ④ 濃硫酸　2.5 mL
⑤ 振とう（10分間）
⑥ 静置（20〜30℃, 30分間）
⑦ 吸光度測定
   （ヘキソース類　490 nm）
   （ペントースとウロン酸類　480 nm）
```

① マイクロピペットで，計り取る。検量線は，試験溶液を各検量線溶液に替えて行う。

④ 試験管壁面に触れないよう，オートビュレットを用いて液面に直接滴下する。
⑤ 10分間，激しく振とうする。

⑥ 試験管を恒温水槽に浸ける。

検量線作成

グルコース濃度 （mg/mL）	0	0.1	0.2	0.3	0.4	0.5
グルコース標準溶液 （50 mg/100 mL）量 （mL）	0	1	2	3	4	5
純　水（mL）	5	4	3	2	1	0

操作のポイント

① 試料について：測定波長である480〜490 nmの光は，肉眼で赤〜橙〜黄あたりに見える色のものに吸収される。コーラなどのように赤茶を帯びた着色をしているものは，測定波長の光を吸収する可能性があり，正確な測定ができなくなるので，試料として用いるのを避ける。また，砂糖含量の多い試料では，濃硫酸の滴下の仕方によって，カラメル反応が起こり，茶褐色物質が生じることがあるので注意する。

② 5％フェノール溶液は黄色を帯びていないものを使用する。

④ 濃硫酸は，試験管壁面に触れないよう，オートビュレットを用いて液面に直接滴下する。加え方を絶えず一定にするとよい。濃硫酸が手や衣服につかないよう取り扱いに注意する。

25. ソモギー変法による還元糖の定量

目的

ヨウ素滴定法を併用したソモギー変法を用いて検量線を作成し，糖液中の還元糖量を測定する。

原理

試料糖液にアルカリ性銅塩溶液を加えて加熱すると2価の銅イオンが還元されて，赤色の酸化第一銅（Cu_2O）の沈殿が生じる。この酸化第一銅は，ヨウ素酸カリウム（KIO_3）とヨウ化カリウム（KI）から硫酸酸性溶液中で遊離するヨウ素（I_2）を定量的に消費する。このとき残存するヨウ素をチオ硫酸ナトリウム（$Na_2S_2O_3$）標準溶液で滴定し，その滴定値から糖量を求めることができる。

1) $Cu^{2+} + RCHO \rightarrow Cu_2O + 2H_2O + RCOOH$
2) $KIO_3 + 5KI + 3H_2SO_4 \rightarrow 2I_2 + 2K_2SO_4 + 3H_2O$
3) $Cu_2O + H_2SO_4 \rightarrow 2Cu^+ + SO_4^{2-} + H_2O$
4) $2Cu^+ + I_2 \rightarrow 2Cu^{2+} + 2I^-$
5) $2Na_2S_2O_3 + I_2 \rightarrow Na_2S_4O_6 + 2NaI$

試料

還元糖5～25 mg程度含む糖液

試薬

●A液（酒石酸カリウムナトリウム90 gと第三リン酸ナトリウム225 gを純水700 mLに溶解し，これに硫酸銅30 gを溶解した硫酸銅溶液と，少量の純水に溶解したヨウ素酸カリウム3.5 gを加え，さらに純水1 Lとする。）　●B液（シュウ酸カリウム90 gとヨウ化カリウム40 gを純水に溶解して1 Lとする。この試薬は不安定で1週間以上の保存がきかないので少量つくる。）　●C液（1 M硫酸溶液）　●D液（0.05 Mチオ硫酸ナトリウム溶液12.5 gを煮沸して二酸化炭素を除いた純水で溶かして1 Lとし，ソーダーライム管をつけて数日間放置後，使用する。）　●100 mg/100 mLグルコース標準溶液　●1％デンプン指示薬（可溶性デンプン1 gを熱水60 mLに溶かして，冷却後に塩化ナトリウム20 gを加えて，純水で全量100 mLとする。）

器具

メスフラスコ（100 mL），三角フラスコ（100 mL），ビュレット（25 mL），ホールピペット（10 mL），秤量びん，三脚，金網，ガスバーナー，電子天秤，タイマー，安全めがね，安全ピペッター

計算

試料糖液中の還元糖量（mg）＝ A ×（V_0 − V）× F

試料中の全糖量（%）＝ 試料糖液中の還元糖量 × D × $\dfrac{1}{1000}$ × $\dfrac{100}{S}$

A：検量線から求めた種々の還元糖類の0.05 Mチオ硫酸ナトリウム標準溶液1 mLに相当する量（mg）
V_0：空試験のチオ硫酸ナトリウム標準溶液の滴定量（mL）
V：試料糖液のチオ硫酸ナトリウム標準溶液の滴定量（mL）
F：0.05 Mチオ硫酸ナトリウム標準溶液の力価
D：希釈倍率
S：試料採取質量（g）

0.05 Mチオ硫酸ナトリウム標準溶液1 mLに相当する量（mg）　（参考）

糖	グルコース	フラクトース	マルトース	キシロース
mg/mL	1.45	1.44	2.62	1.35

考察のポイント

● 食品中の糖質には，還元性を有する還元糖（グルコース，フルクトース，マルトースなど）と，還元性のない非還元糖（ショ糖，デンプンなど）がある。還元糖は，その還元力を利用して直接定量し，非還元糖はあらかじめ酸による加水分解を行って還元糖に変えて定量する。

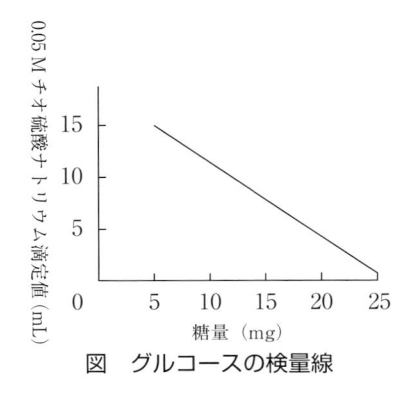

COLUMN　検量線の作成

検量曲線の作成は，グルコース標準溶液を用いて5〜25 mgに調製した標準溶液を用いて得られた測定値をグラフ用紙にプロットして直線を引く。ここでは，グラフ用紙の縦軸に空試験滴定値から標準溶液滴定値との差をとり，横軸にグルコース濃度として作成する。

この検量線を用いて，滴定値に対応する糖量を求め，試料溶液中のグルコース糖量を算出する。

図　グルコースの検量線

Ⅲ 食品の栄養成分に関する実験

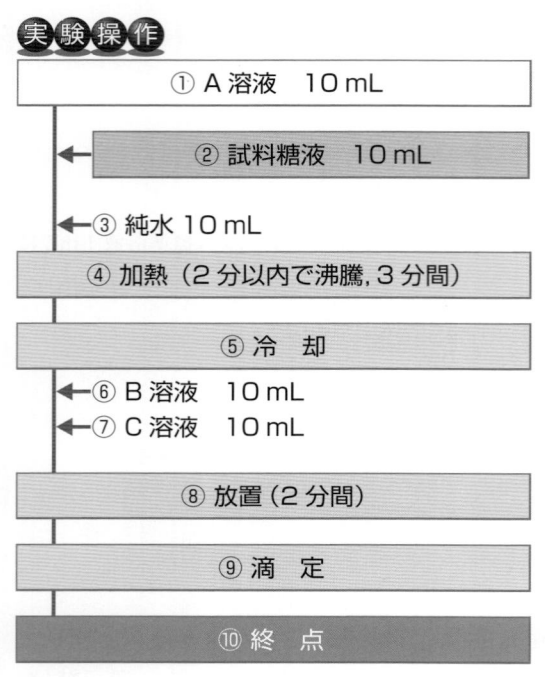

実験操作

① A溶液　10 mL
② 試料糖液　10 mL
③ 純水 10 mL
④ 加熱（2分以内で沸騰, 3分間）
⑤ 冷　却
⑥ B溶液　10 mL
⑦ C溶液　10 mL
⑧ 放置（2分間）
⑨ 滴　定
⑩ 終　点

① A溶液 10 mL を三角フラスコ（100 mL）に計り取る。
② 試料糖液（還元糖 5〜25 mg 程度含む）10 mL をホールピペットで正確に計り取り加える。
③ 純水 10 mL を加えて全量 30 mL とする。
④ 加熱して 2 分以内に沸騰させ, 正確に 3 分間沸騰させる。
⑤ 直ちに流水中で冷却する。
⑥・⑦ 冷却後, B溶液およびC溶液それぞれ 10 mL を速やかに注加して混合し, 沈殿物を完全に溶解する。
⑧ 正確に 2 分間放置する。
⑨ 0.05 M チオ硫酸ナトリウム標準溶液で滴定する。
⑩ ヨウ素の黄色がなくなり, 青紫色から空色になったところを終点とする。

＊検量線作成：グルコース標準溶液（100 mg/100 mL）を適宜, 希釈して標準溶液とし, ①〜⑩の操作を行う。
＊空試験：試料糖液に替え, 純水で, ①〜⑩の操作を行う。

留意点・操作のポイント

② 試料糖液中の還元糖量が検量線の範囲内（5〜25 mg）に入るように調製しておくことが重要である。
⑤ 生成した酸化銅（Ⅰ）沈殿は空気に触れさせないためにできるだけ静かに移動し, 三角フラスコを揺り動かさないようにする。
⑦・⑧ 酸化銅の沈殿を完全に溶解する。
⑩ 終点はヨウ素の黄色がやや淡くなったとき（滴定中での色は黒褐色より緑色となった時点）に 1 ％デンプン指示薬を数滴加えて滴定を続けて, 青色が消失し空色になった点を終点とする。

Ⅲ-5　灰分に関する実験の概要

　灰分（はいぶん）は，食品を燃焼した後に残る灰の量と定義され，食品中の無機質の総量である。灰分の定量は，一般に**直接灰化法**により行い，食品を 550～600 ℃の温度で灰化し，0.3 mg 以上質量が減少しなくなった恒量の灰の重量を測定することにより求められる。有機物を分解して無機質だけにする操作であるが，灰にする過程で化学反応が起き，揮発する元素や有機物由来の炭酸塩が灰分に残るなど，正確には灰分と無機質の総量は一致せず，**粗灰分**ともいう。『日本食品標準成分表』記載の「炭水化物」は**差し引き法**により算出するため，灰分は炭水化物量の計算に必要な分析項目である。

　灰分の定量には，**直接灰化法**のほか，**硫酸添加灰化法**，**酢酸マグネシウム添加灰化法**などがある。表に，主な食品の灰分量を示す。

表　主な食品の灰分量　　　　　　　　　(g/100 g)

食品群	食　品	灰分	食品群	食　品	灰分
穀　類	小麦粉（強力粉）	0.4	魚介類	あじ（生）皮なし	1.2
	食パン	1.4		いわし（生）	1.2
	ごはん（精白米）	0.1		かつお（春採り　生）	1.4
	そば（ゆで）	0.2		たら（生）	1.2
いも類	さつまいも（蒸し）	1.0		あさり（生）	3.0
	じゃがいも（蒸し）	0.9		するめいか（生）	1.3
豆　類	だいず（ゆで）黄大豆	1.6	肉　類	牛肉　かた（脂身つき　生）	0.9
	木綿豆腐	0.7		牛肉　ばら（脂身つき　生）	0.5
野菜類	キャベツ（生）	0.5		豚肉　かた（脂身つき　生）	1.0
	だいこん（皮つき　ゆで）	0.5		豚肉　ばら（脂身つき　生）	0.7
	トマト（生）	0.5		鶏肉　むね（皮なし　生）	0.9
	にんじん（皮つき　ゆで）	0.6		鶏肉　もも（皮なし　ゆで）	0.9
	ほうれんそう（ゆで）	1.2	卵　類	全卵（生）	1.0
果実類	みかん（生）	0.3	乳　類	牛乳（普通）	0.7
	バナナ（生）	0.8		プロセスチーズ	5.0
	りんご（生）	0.2	油脂類	有塩バター	2.0
きのこ類	生しいたけ（ゆで）	0.5		マーガリン	1.3

Ⅲ　食品の栄養成分に関する実験

26. 直接灰化法による定量

目的
磁製容器（るつぼ）を用いる直接灰化法により食品中の灰分を求める。

原理
食品中の有機物を 550〜600 ℃で燃焼灰化して残った灰（全無機質）の質量は無機質の総量にほぼ相当するはずであるが，厳密に無機質の質量を示すものではない。このような点から**粗灰分**という。しかし，一定の条件で処理すれば，きちんとした値のでる重量分析法である。燃焼温度が 600℃を超すと金属が熔融して灰化が困難となることから，『日本食品標準成分表』では，550℃で加熱して有機物および水分を除去した残分を灰分と定義している。

試料
食品（2 g 程度，粉状でないものは乳鉢などで粉砕し用いる。食品によっては，前処理〔予備乾燥など〕が必要なものがある。）
* 水分の含量の多い野菜など：105℃で予備乾燥後，予備灰化を行う。
* 甘味料を多量に含む菓子類など：灰化時に膨化して容器の外へ溢れるおそれがある。穏やかに加熱し，部分炭化あるいは全炭化させる（予備灰化）。
* 油脂含量の多いバターなど：乾燥して水分を除いた後，加熱したものに炎を近づけて点火し，燃焼させる。）

試薬
シリカゲル

器具
薬さじ，蓋付き磁製るつぼ（複数個扱う場合は，付されている番号が異なるものを用いる。），るつぼばさみ，電気炉，デシケーター，電子天秤

計算

$$\text{灰分 (g/100 g)} = \frac{W_2 - W_0}{W_1 - W_0} \times 100$$

W_0：るつぼの恒量（g）
W_1：試料採取後の質量（g）……（るつぼ＋試料：燃焼前）
W_2：W_1 を燃焼し恒量に達したときの質量（g）……（るつぼ＋試料：燃焼後）

課題
● 求めた試料中の灰分量と，製品の表示値や『日本食品標準成分表2015』の同食品欄に示された灰分量とを比較してみよう。

26. 直接灰化法による定量

実験操作

＊シリカゲルはあらかじめ135℃で数時間乾燥しておく。

● るつぼの恒量

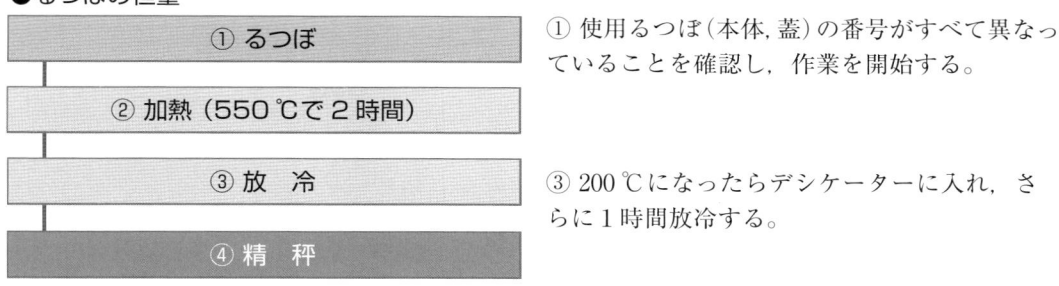

| ① るつぼ |
| ② 加熱（550℃で2時間） |
| ③ 放　冷 |
| ④ 精　秤 |

① 使用るつぼ（本体，蓋）の番号がすべて異なっていることを確認し，作業を開始する。

③ 200℃になったらデシケーターに入れ，さらに1時間放冷する。

＊②〜④を繰り返し，前後2回の秤量差が0.5 mg以内になったら，恒量とする（p.48参照）。

● 灰分の定量

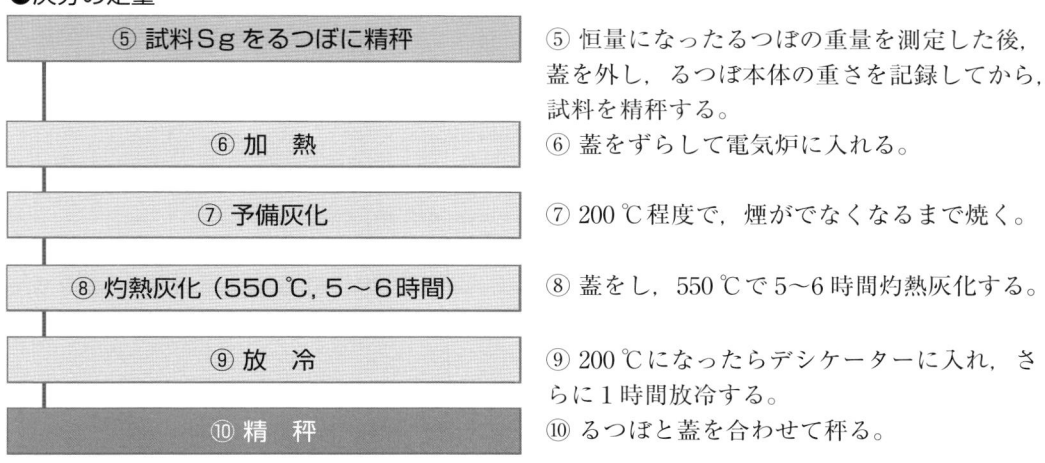

| ⑤ 試料Sgをるつぼに精秤 |
| ⑥ 加　熱 |
| ⑦ 予備灰化 |
| ⑧ 灼熱灰化（550℃，5〜6時間） |
| ⑨ 放　冷 |
| ⑩ 精　秤 |

⑤ 恒量になったるつぼの重量を測定した後，蓋を外し，るつぼ本体の重さを記録してから，試料を精秤する。

⑥ 蓋をずらして電気炉に入れる。

⑦ 200℃程度で，煙がでなくなるまで焼く。

⑧ 蓋をし，550℃で5〜6時間灼熱灰化する。

⑨ 200℃になったらデシケーターに入れ，さらに1時間放冷する。

⑩ るつぼと蓋を合わせて秤る。

＊⑥〜⑩を繰り返し，前後2回の秤量差が0.5 mg以内になったら，恒量とする（p.48参照）。

操作のポイント

① るつぼは直接手では触らない。手についている油分が付着して正確な質量を測定しにくくなるからである。るつぼばさみを用いてもよいが，慣れていないと扱いにくく落としてしまう可能性がある。新しい軍手をして取り扱うと操作がスムーズにできる。

③ 冷却中，ある程度温度が下がったところで，一度，デシケーターの蓋を一瞬ずらしてほんの少し隙間を開け，すぐに閉じる。デシケーター内が陰圧（内部の圧力が外部より小さい状態）になり過ぎて蓋が開けられなくなるのを防ぐためである。

④ 温度が室温に戻ったのを確認し，るつぼと蓋を合わせて精秤する。温度が室温より高いと，デシケーターの外に出した瞬間に吸湿し，質量に影響するので注意する。

Ⅲ－6　ミネラルに関する実験の概要

ミネラル（無機質）は，タンパク質，脂質，炭水化物などの有機物に存在する炭素，酸素，水素，窒素を除いた元素である。食事摂取基準では**多量ミネラル**と**微量ミネラル**に分類され，目安量，推奨量，耐容上限量などが策定されている。

ナトリウム（Na），カルシウム（Ca），リン（P），鉄（Fe）の特徴と食品群別含有量を表1・2に示す。

表1　主要ミネラルの特徴

ナトリウム	肉加工品，魚介類，海藻類に多く，植物性食品には少ない。調味料，漬物，加工品から食塩で多く摂取されるため，食塩の1日摂取基準が男性8.0g未満，女性7.0g未満と設定されている。
カルシウム	小魚，牛乳類，卵，だいず，野菜，海藻類に多い。ほうれん草のシュウ酸，豆類のフィチン酸はカルシウムの吸収を阻害する。植物性食品より乳類の方がカルシウムの吸収率がよい。
リン	ほとんどの食品に含まれ，魚介類，肉類，乳類，穀類，だいずなどに多い。リン酸が清涼飲料水の酸味料，重合リン酸塩が畜肉，魚肉加工品の保水性，結着性の増強，乳化安定性として使われる。
鉄	食肉，肝臓，赤身の魚肉，海藻，だいず，小麦胚芽，緑黄色野菜などに多い。食品から摂取される鉄の約90%が非ヘム鉄で，Fe^{3+}は吸収率が低い。ビタミンCを摂取すると，Fe^{3+}がFe^{2+}に還元され吸収が促進される。

表　主な食品のミネラル量　(mg/100 g)

食品群	食品	Na	Ca	P	Fe	食品群	食品	Na	Ca	P	Fe
穀類	小麦粉(強力粉)	Tr	17	64	0.9	魚介類	あじ(生)	110	12	220	0.9
	食パン	470	22	67	0.5		いわし(生)	81	72	230	2.1
	ごはん(精白米)	1	3	34	0.1		かつお(春採り 生)	43	11	280	1.9
	そば(ゆで)	2	9	80	0.8		たら(生)	110	32	230	0.2
いも類	さつまいも(蒸し)	22	40	47	0.5		あさり(生)	870	66	85	3.8
	じゃがいも(蒸し)	1	5	38	0.6		するめいか(生)	210	11	250	0.1
豆類	だいず(ゆで) 黄大豆	1	79	190	2.2	肉類	牛肉 かた(脂身つき 生)	47	4	150	0.9
	木綿豆腐	9	93	88	1.5		牛肉 ばら(脂身つき 生)	44	4	87	1.4
野菜類	キャベツ(生)	5	43	27	0.3		豚肉 かた(脂身つき 生)	53	4	180	0.5
	だいこん(皮つき ゆで)	14	24	18	0.2		豚肉 ばら(脂身つき 生)	50	3	130	0.6
	トマト(生)	3	7	26	0.2		鶏肉 むね(皮なし 生)	34	5	150	0.4
	にんじん(皮つき ゆで)	23	32	29	0.3		鶏肉 もも(皮なし ゆで)	56	10	190	0.8
	ほうれんそう(ゆで)	10	69	43	0.9	卵類	全卵(生)	140	46	170	1.5
果実類	みかん(生)	1	21	15	0.2	乳類	牛乳(普通)	41	110	93	0.02
	バナナ(生)	Tr	6	27	0.3		プロセスチーズ	1100	630	730	0.3
	りんご(生)	Tr	3	12	0.1	油脂類	有塩バター	750	15	15	0.1
きのこ類	生しいたけ(ゆで)	1	1	65	0.3		マーガリン	500	14	17	Tr

27. 原子吸光分析によるナトリウムの定量

目的
原子吸光分析を行い，食品中のナトリウムを定量する。

原理
元素は原子化して蒸気になると，各元素固有の**波長の光**を吸収する。この性質を利用して，元素の定量を行うのが原子吸光分析である。

試薬
- **1%塩酸溶液**（原子吸光分析用または精密分析用20%塩酸を純水で20倍に希釈する。）
- **ナトリウム標準原液**（1000 mg/Lナトリウム溶液を1%塩酸で適宜希釈する。）

器具
メスフラスコ（100 mL），プラスチックびん（希酸抽出用），アセチレン-空気フレーム，ナトリウム分析用中空陰極ランプ，原子吸光測定装置

計算
検量線から試料溶液中のナトリウム濃度を求め，試料100 g中の濃度を求める。

$$\text{ナトリウム (mg/100 g)} = \frac{A \times V \times d}{S \times 1000} \times 100$$

A：検量線から求めた試料溶液中のナトリウム濃度　　V：試料溶液の全量
d：希釈倍数　　S：試料採取質量

実験操作

① 1%塩酸溶液を調製	① 希酸抽出法に従う。
② 標準溶液を噴霧	② 高濃度の標準溶液（100 mg/mL程度）を噴霧する。
③ 波長を589 nmに合わせる	
④ バーナー洗浄	④ 水を噴霧してバーナーを洗浄する。
⑤ 検量線を作成	⑤ 検量線用標準溶液を低濃度のものから順次噴霧して吸光度を測定する。
⑥ 試料溶液を噴霧し測定	

COLUMN　食塩相当量の算出法

『日本食品標準成分表』の収載の食塩相当量は，原子吸光分析で求めたナトリウム量に2.54を乗じて算出された値である。2.54という値は食塩（NaCl）を構成するナトリウム（Na）の原子量と塩素（Cl）の原子量から算出したものである。

Ⅲ 食品の栄養成分に関する実験

28. エチレンジアミン四酢酸（EDTA）滴定法によるカルシウムの定量

目的

食品中の遊離のカルシウムイオンをキレート滴定により定量する。

原理

エチレンジアミン四酢酸（EDTA）はアミノポリカルボン酸で，特定のpH域で2価のカルシウムイオンと1mol対1molで反応し，安定な水溶性**キレート化合物**を生成する。この性質を利用し，遊離のカルシウムイオンの有無で変色する金属指示薬（金属の存在により変色）を用い，反応の終点を確認する（p.32参照）。

$$\underset{\substack{\text{キレート試薬}\\\text{（エチレンジアミン四酢酸二ナトリウム）}}}{\begin{array}{c}\text{NaOOC-H}_2\text{C}\quad\quad\text{CH}_2\text{-COONa}\\\text{N-CH}_2\text{-CH}_2\text{-N}\\\text{HOOC-H}_2\text{C}\quad\quad\text{CH}_2\text{-COOH}\end{array}} + \underset{\text{金属イオン}}{\text{Ca}^{2+}} \longrightarrow \underset{\text{キレート化合物}}{\begin{array}{c}\text{NaOOCH}_2\text{C}\quad\quad\text{CH}_2\text{COONa}\\\text{N-CH}_2\text{-CH}_2\text{-N}\\\text{H}_2\text{C}\quad\quad\text{Ca}\quad\quad\text{CH}_2\\\text{O=C-O}\quad\text{O-C=O}\end{array}} + 2\text{H}^+$$

試料

●ミネラルウオーター（ペットボトル入り）　●海草（ひじき；灰化した試料を濃塩酸溶液1～2滴で蒸発乾固させ，1％塩酸溶液で100mLに定容する。）

試薬

●0.01Mカルシウム標準溶液（特級炭酸カルシウム1gを精秤し，純水100mL，2M塩酸10mLを加えて溶解し，純水で1000mLに定容する。＊炭酸カルシウム1molは100.1g，F'（力価）×0.01＝炭酸カルシウム秤量g/100.1，つまりF'＝A×0.999）●0.01M EDTA標準溶液（エチレンジアミン四酢酸二ナトリウムの約3.8gを精秤し，純水で1000mLに定容する）●8M水酸化カリウム溶液　●NN指示薬（1-（2-ヒドロキシ-4-sスルホ-1-ナフチルアゾ-2-ヒドロキシ3-ナフトエ酸は水溶液に不安定で分解しやすいので，純色素粉末1gと硫酸カリウム100gを粉砕混合し，希釈粉末指示薬とする。）●5％トリエタノールアミン（TEA）

器具

メスフラスコ（1000mL），三角フラスコ，メスシリンダー（100mL），ビュレット（25mL），ホールピペット（20mL，50mL），駒込ピペット（1mL）

28. エチレンジアミン四酢酸（EDTA）滴定法によるカルシウムの定量

計算

$$\text{カルシウム含有量 (mg\%)} = \frac{0.4008 \times F \times V}{S} \times 100$$

0.4008：0.01 M EDTA 標準溶液 1 mL に相当する Ca 量（mg）
F：0.01 M EDTA 標準溶液の力価
V：0.01 M EDTA 標準溶液の滴定値（mL）
S：試料採取質量（g）

実験操作

●0.01M EDTA 標準溶液の力価

① 0.01M カルシウム標準溶液　20 mL
　←② 純水　30 mL
　←③ 8 M 水酸化カリウム溶液　4 mL
　←④ NN 指示薬　0.1 g
　←⑤ 5 %TEA　5 滴
⑥ 0.01M EDTA 標準溶液で滴定

① ホールピペットで精秤し、三角フラスコに入れる。
② メスシリンダーで計り取り、入れる。
③ 駒込ピペットで計り取り、入れる。

＊0.01 M EDTA 標準溶液の力価
$$F = \frac{F' \times 20}{V}$$
F'：0.01 M カルシウム標準溶液のファクター
V：0.01 M EDTA 標準溶液の滴定値 mL

●本試験

① 試料液　50 mL
　←② 8M 水酸化カリウム溶液　4 mL
③ 静置（3～5 分間）
　←④ NN 指示薬　0.1 g
　←⑤ 5 %TEA　5 滴
⑥ 滴　定
⑦ 終　点

① 試料 50 mL をホールピペットで計り取り、三角フラスコへ入れる。
② 駒込ピペットで計り取り、入れる。

⑥ 0.01 M EDTA 標準溶液で滴定する。

⑦ 赤色から青色に変化したところを終点とする。

Ⅲ 食品の栄養成分に関する実験

29. フェナントロリン吸光光度法による鉄の定量

目的

フェナントロリン吸光光度法を用いて，食品中の鉄を定量する。

原理

食品の鉄は微量であるが，フェナントロリン吸光光度法は感度がよく $1\mu g$ まで測定できる。オルト-フェナントロリンの3分子と第一鉄とが結合して深紅色の錯化合物が生成される。

$$C_{12}H_8N_2 + Fe^{2+} \rightarrow (C_{12}H_8N_2)\ 3F^{2+}$$

図 オルト-フェナントロリン

この紅色は特に pH 3.5 付近で安定する。しかし，3価の鉄イオンはフェナントロリンと反応すると淡黄緑色の錯化合物になるため，定量では還元剤を加え3価の鉄イオンを全て2価の鉄イオンに還元し，フェナントロリンと反応させる。本法では，クエン酸ナトリウムで試料分解液を pH 3.5 にして紅色を発現させる。

試料

海草（ひじき：乾式灰化法あるいは湿式分解法に従い調製した試料〔ひじき〕を塩酸溶液〔HCl：H_2O ＝ 1：1〕1～2 mL で蒸発乾固させ，10％塩酸で 100 mL に定容する。）

試薬

●フェナントロリン溶液（オルト-フェナントロリン塩酸塩の結晶 0.5 g を 200 mL の純水に溶解する。褐色びんに入れ冷暗所に保存する。安定である）　●1％ヒドロキシノン溶液（ヒドロキシノン 0.5 g を 50 mL の純水に溶解する。使用時に調製する）　●クエン酸ナトリウム溶液（クエン酸ナトリウム結晶 50 g を 200 mL の純水に溶解し，冷所に保存する）　●ブロムフェノールブルー（BPB）指示薬（BPB 0.1 g を乳鉢で 0.05 M 水酸化ナトリウム 3 mL と練り合わせ，純水に溶解し 250 mL とする）　●鉄標準溶液（硫酸第一鉄アンモニウム〔モール塩特級〕0.7021 g を 1％塩酸溶液で溶解し 1000 mL とする。1 mL は 0.1 mg の鉄を含有する。）

器具

メスフラスコ（25 mL，100 mL，1000 mL），三角フラスコ（100 mL），ビュレット（25 mL），ホールピペット（5 mL，10 mL，15 mL，20 mL），メスピペット（1 mL，2 mL，10 mL），分光光度計

計算

$$鉄含量\ (mg/100\ g) = \frac{a}{S} \times 100 \times \frac{b}{c}$$

a：検量線から求めた試料液の鉄含量（mg）

S：試料採取量（g）
b：試料分解溶液全量（mL）ここでは 100 mL
c：試料の採取量（mL）ここでは 10 mL

実験操作

●pH 調製

| ① 試料液　10 mL |
| ←② BPB 溶液　4 滴 |
| ←③ クエン酸ナトリウム溶液 |
| ④ 滴　定 |
| ⑤ 終　点 |

① 灰化した試料を塩酸溶液で蒸発乾固させ，100 mL に定容した試料液を 10 mL 採る。

③ ビュレットを用いる。

④ 滴定値：A mL

⑤ 黄色→黄緑色に変化する点を終点とする。

●本試験

| ① 試料液　10 mL |
| ←② 1％ヒドロキシノン溶液　1 mL |
| ③ 放　置 |
| ←④ フェナントロリン溶液　2 mL |
| ←⑤ クエン酸ナトリウム溶液（A mL） |
| ⑥ 定容（25 mL） |
| ⑦ 放置（30 分間） |
| ⑧ 吸光度測定（510 nm） |
| ⑨ 検量線からの読み取り，計算 |

① 試料液 10 mL をホールピペットで採り，メスフラスコに入れる。

⑤ A mL は pH 調整の滴定値とする。

【参考】検量線の作成

鉄標準溶液を 10 倍（10 mL を純水 100 mL に定容）し，鉄 0.01M とする。この溶液 5, 10, 15, 20 mL をホールピペットで，それぞれ 25 mL 容フラスコに採取し，本試験の方法により検量線を作成する。

10 倍希釈標準溶液（mL）	5	10	15	20
25 mL 中の鉄量（mg）	0.05	0.10	0.15	0.20

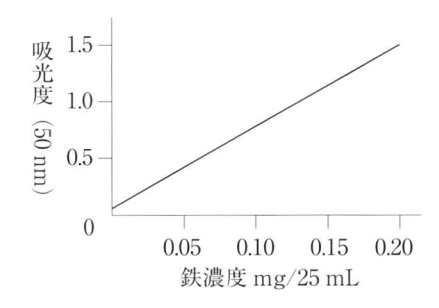

留意点・操作のポイント

○ 乾式灰化法の試料ではリン酸がピロリン酸としても存在し，鉄と結合して発色を妨害するので，灰化後の 20％塩酸を用いた加温加水分解操作を行う必要がある。

Ⅲ　食品の栄養成分に関する実験

30. モリブデンブルー比色法によるリンの定量

目的

モリブデンブルー比色法を用いて，食品中のリンを定量する。

原理

リン酸がモリブデン酸と反応して，**リンモリブデン酸**となり，一定酸度において，還元剤を作用させると青色の化合物となる。この青色はリンの濃度に比例する。

試料中のリンは無機リンにする必要があり，乾式法または湿式法により無機物質の溶液に調製する。この方法はリン特有の反応で，敏感であるが不安定で，温度，湿度，時間によって変化する。

試料

●牛乳（1 mL をケルダール分解びんに採取し，60％過塩素酸水溶液 12 mL を加え加熱分解し，純水少量を加え混合し，10分間温浴・冷却し，100 mL に定容する。）　●白菜（5～10 g を精秤し，乳鉢で海砂と共に磨砕して，純水 20～30 mL を加えビーカーに移し，軽く加熱〔1分程度〕後冷却し 100 mL に定容後，1 mL を採取する。）

試薬

●モリブデン酸硫酸混合液（5％モリブデン酸ナトリウム水溶液：5 M 硫酸：純水＝2：1：1）　●還元剤（1％アスコルビン酸溶液）　●分解剤（60％過塩素酸水溶液）　●リン酸標準液（リン酸二水素カリウム 1.0984 g を精秤し，純水 250 mL に正確に溶解する。10 mL を 1 L メスフラスコに取り定容した 1 mL はリン 0.01 mg を含有する。）

器具

メスフラスコ（10 mL または 25 mL，250 mL，1000 mL），ホールピペット（1 mL，5 mL，10 mL），メスピペット（0.5 mL，1 mL，5 mL，10 mL），分光光度計，ケルダール分解装置

計算

【牛乳】

$$\text{リン含量 (mg/100 mL)} = \frac{a}{S} \times 100 \times \frac{b}{c}$$

a：検量線から求めた試料液のリン含量（mg）　　S：試料採取量（mL）ここでは 1 mL
b：試料分解溶液全量（mL）ここでは 100 mL　　c：試料の採取量（mL）ここでは 10 mL

【白菜】

$$\text{リン含量 (mg/100 g)} = \frac{a}{S} \times 100 \times \frac{b}{c}$$

a：検量線から求めた試料液のリン含量（mg）　　S：試料採取量（g）ここでは 5～10 g
b：試料調製液全量（mL）ここでは 100 mL　　c：試料の採取量（mL）ここでは 1 mL

30. モリブデンブルー比色法によるリンの定量

実験操作

① 試料液（牛乳） 10 mL
← ② モリブデン酸硫酸混合液 2.5 mL
← ③ 純水 約5 mL
④ 混合
← ⑤ 1％アスコルビン酸溶液 1 mL
⑥ 混合
⑦ 定容（25 mL）
⑧ 放置（30分間, 室温）
⑨ 吸光度測定（600 nm）
⑩ 検量線からの読み取り, 計算

① 試料液10 mLを計り取り，メスフラスコに入れる（試料液：牛乳1 mLをケルダール分解し，100 mLに定容したもの）。

⑦ 25 mLに定容する。

① 試料液（白菜） 1 mL
← ② モリブデン酸硫酸混合液 1 mL
← ③ 純水 約2 mL
④ 混合
← ⑤ 1％アスコルビン酸溶液 0.5 mL
⑥ 混合
⑦ 定容（10 mL）
⑧ 放置（30分間, 室温）
⑨ 吸光度測定（600 nm）
⑩ 検量線からの読み取り, 計算

① 試料液1 mLを計り取り，メスフラスコに入れる（試料液：白菜5～10 gを磨砕，加熱後100 mLに定容したもの）。

⑦ 10 mLに定容する。

【参考】検量線の作成

牛乳は25 mL，白菜は10 mL中のリン量(mg)から試料のリン量を求める。鉄と同様に検量線を作成する。

〈牛乳〉

リン酸標準溶液（mL）	0	1	5	10
25 mL中リン酸（mg）	0	0.01	0.05	0.10

〈白菜〉

リン酸標準溶液（mL）	0	1	5	10
10 mL中リン酸（mg）	0	0.01	0.05	0.10

Ⅲ−7　ビタミンに関する実験の概要

　ビタミンは，微量の摂取で体内の代謝や生理作用に関与する有機化合物であるが，食物から摂取しなければならない必須栄養素で，不足すると欠乏症となる。ビタミンの測定法は，微量で迅速かつ正確に定量することができる**高速液体クロマトグラフィー（HPLC）法**が主に用いられているが，ここでは HPLC を必要としないビタミンの分析法である**インドフェノール法**によるビタミン C の定量，**チオクローム蛍光法**によるビタミン B_1 の定性分析および**ルビフラビン蛍光法**によるビタミン B_2 の定性分析を示した。表にビタミンの性質，主な試料調製法および分析方法をまとめた。

表　主な性質，試料調製法および分析方法

	ビタミン（化学名）	性　質	主な試料調製法	主な分析方法
脂溶性ビタミン	ビタミン A（レチノール）	光，熱，酸素に弱い	ケン化後，不ケン化物を抽出分離，精製	HPLC 法
	ビタミン D（カルシフェロール）（エルゴカルシフェロール）（コレカルシフェロール）	光，熱，酸素，酸に弱く不安定。アルカリ条件で安定	ケン化後，不ケン化物を抽出分離	HPLC 法
	ビタミン E（トコフェロール）（トコトリエノール）	光，熱，アルカリ条件で酸化に弱い。酸性条件では安定	ケン化後，不ケン化物を抽出分離	HPLC 法
	ビタミン K（フィロキノン）（メナキノン）	酸素，熱に対して安定アルカリ条件に不安定，光に不安定	ヘキサン抽出後，精製	HPLC 法
水溶性ビタミン	ビタミン B_1（チアミン）	アルカリ条件，熱に弱い。酸性条件では熱に安定	酸性水溶液で加熱抽出	HPLC 法　ジアゾ法　チオクローム蛍光法
	ビタミン B_2（リボフラビン）	光，アルカリ条件に弱い。酸性条件では安定	酸性水溶液で加熱抽出	HPLC 法　ルミフラビン蛍光法
	ナイアシン（ニコチン酸）	熱，酸，光に強い。アルカリ条件で弱い	酸性水溶液で加圧加熱抽出	微生物学的定量法
	ビタミン B_6（ピリドキシン）	熱，酸，アルカリ条件に強い。光に弱い	酸性水溶液で加圧加熱抽出	微生物学的定量法
	ビタミン B_{12}（コバラミン）	光，強酸・アルカリ条件に弱い。弱酸性・中性条件で安定	緩衝液およびシアン化カリウム溶液で加熱抽出	微生物学的定量法
	葉酸（プテロイルグルタミン酸）	光，アルカリ条件に弱い	緩衝液で加圧加熱抽出後，酵素処理	微生物学的定量法
	パントテン酸	熱，酸，アルカリ条件に弱い	緩衝液で加圧加熱抽出後，酵素処理	微生物学的定量法
	ビタミン C（アスコルビン酸）	熱，アルカリ条件で酸化されやすい	メタリン酸溶液で摩砕抽出後，酸化型として，オサゾン生成	HPLC 法　インドフェノール法　ヒドラジン法

31. インドフェノール滴定法によるビタミンCの定量

目的

操作が簡便なインドフェノール滴定法により，還元型ビタミンCを定量する。

原理

インドフェノール滴定法は，**酸化還元反応**を用いて試料中の還元型ビタミンC（L-アスコルビン酸）を定量する方法である。

酸化型インドフェノールは，はじめ赤色（pHにより変化する）を呈しているが，L-アスコルビン酸を加えていくと，インドフェノールが還元されて無色の還元型インドフェノールへと変化する。この際，L-アスコルビン酸は酸化されてデヒドロアスコルビン酸となる。なお，総ビタミン量の定量には**ヒドラジン法**が適している。

図　アスコルビン酸とインドフェノールの酸化還元反応

試料

食品：にんじん，だいこん　など

試薬

- 2％および5％メタリン酸　● 6％ヨウ化カリウム溶液　● 1％デンプン溶液
- 0.001 M ヨウ素酸カリウム標準溶液　● 2,6-ジクロロフェノールインドフェノール溶液
- 0.04 mg/mL アスコルビン酸標準溶液

器具

三角フラスコ（50 mL），ビーカー（100 mL），メスシリンダー（50 mL），ビュレット（25 mL），ホールピペット（0.5 mL，5 mL），駒込ピペット（1 mL），ロート，おろし金

計算

① : アスコルビン酸標準溶液の濃度（mg/%）（B）
$$= A \times \frac{1}{5} \times 8.8 \text{（mg/\%）}$$

② : インドフェノール溶液 1 mL に対するアスコルビン酸量（mg）
$$= B \times \frac{C}{5} \times \frac{1}{100}$$

③ : 食品中の還元型ビタミン C 含量（mg/100 g）
$$= B \times \frac{C}{D} \times \frac{100}{S}$$

A : ヨウ素酸カリウム標準溶液の平均滴定量（mL）
* $\frac{1}{6000}$ M ヨウ素酸カリウム標準溶液 1 mL は，0.088 mg のアスコルビン酸に相当する。
B : アスコルビン酸標準溶液の濃度（mg/100 g）
C : アスコルビン酸標準溶液の平均滴定量（mL）
D : 試料溶液の平均滴定値（mL）
S : 試料質量（g）（試料 5 g を用いているので S ＝ 5（g））

留意点・操作のポイント

① アスコルビン酸溶液は，酸化しやすいため，使用時にヨウ素酸カリウム溶液で標定しておく必要がある。

⑥ インドフェノール溶液も保存中に変化しやすいため，試料の測定時に標定したアスコルビン酸溶液で検定しなければならない。

④・⑦・⑭ 滴定操作では，溶液の色が 15 秒間程度持続して呈色あるいは消失する点を滴定終了とする。終点付近ではフラスコの壁面にビュレット先端の液滴を付着させ加えるとよい。操作は 3 回繰り返し，平均値を用いる。

III-7 ビタミンに関する実験

COLUMN　ヒドラジン法によるビタミン C の定量

ヒドラジン法では，インドフェノール溶液でビタミン C をすべて酸化型の**デヒドロアスコルビン酸**に変換したのち，2,4-ジニトロフェニルヒドラジンと反応させて不溶性の赤色色素である**オサゾン**を生成させる。このオサゾンを 85% 硫酸で溶かすことで総ビタミン C を定量分析（比色定量）している。この方法はインドフェノール法よりも感度が高く，微量でも測定が可能である。『日本食品標準成分表』ではヒドラジン法と HPLC を組み合わせた「ヒドラジン－HPLC 法」が用いられている。

COLUMN　アスコルビナーゼ

野菜や果物には，アスコルビン酸をデヒドロアスコルビン酸に酸化させる酵素であるアスコルビナーゼが含まれている。この酵素は，にんじんやきゅうりなどに多く含まれるが，だいこんやねぎには存在しない。本実験では，この酵素による影響をにんじんとだいこんを比較して確認する。

31. インドフェノール滴定法によるビタミンCの定量

実験操作

●アスコルビン酸標準溶液の標定

| ① アスコルビン酸溶液 |
| ←② ヨウ化カリウム溶液　0.5 mL |
| ←③ デンプン溶液　5～6滴 |
| ④ 滴　定 |
| ⑤ 終　点 |

① アスコルビン酸標準溶液5 mLを三角フラスコに採取する。

④ ヨウ素酸カリウム標準溶液で滴定を行う。

⑤ 青色となった点を終点とする。

●2,6-ジクロロフェノールインドフェノール標準溶液の検定

| ⑥ インドフェノール溶液 |
| ⑦ 滴　定 |
| ⑧ 終　点 |

⑥ インドフェノール標準溶液5 mLを三角フラスコに採取する。

⑦ アスコルビン酸標準溶液で滴定を行う。

⑧ 紅色が消失した点を終点とする。

●試料溶液の調製と滴定

| ⑨ 試料　5 g |
| ←⑩ 5%メタリン酸溶液　10 mL |
| ⑪ ろ　過 |
| ⑫ 定　容 |
| ⑬ インドフェノール溶液の採取 |
| ⑭ 滴　定 |
| ⑮ 終　点 |

⑨ おろし金ですりおろした試料5 gと海砂1 gをビーカーに採取する。

⑩ 5%メタリン酸を加え，よく磨砕する。

⑫ 2%メタリン酸溶液を用いてメスフラスコに定容（100 mL）。試料溶液とする。

⑬ 三角フラスコにインドフェノール溶液5 mLを採取する。

⑭ 各試料溶液で滴定する。

⑮ インドフェノール標準溶液が無色となる点を終点とする。

| ⑯ 還元型ビタミンC含量の算出 |

⑯ 計算式（前頁）を用いて，以下を算出する。
・アスコルビン酸標準溶液濃度（mg％）
・インドフェノール溶液1 mLに対するアスコルビン酸量（mg）
・食品100 g当たりの還元型ビタミンC量（mg/100 g）

32. 蛍光法によるビタミン B_1・B_2 の定性

目的
食品中のビタミン B_1 や B_2 を抽出し，蛍光法を用いて，その存在や特性を観察する。

原理

●**チオクローム蛍光法**：ビタミン B_1 にアルカリ性でフェリシアン化カリウム（赤血塩）を作用させて酸化すると，**青色**の蛍光物質であるチオクロームが生成する（チオクローム反応）。チオクロームは蛍光物質であるため，375 nm の光を当てると蛍光を発する。

●**ルミフラビン蛍光法**：ビタミン B_2 の水溶液は，もともと黄色の水溶液であるが，アルカリ性下で光を照射すると変換が進み，**黄緑色**の蛍光物質であるルミフラビンが生成する。ルミフラビンは脂溶性であるので，クロロホルムに転溶させて他の物質と区別することができる。

図　チオクローム反応

図　ルミフラビン反応

試料

ビタミン B_1，B_2 が豊富に含まれている強化米（乳鉢で粉砕した後，共栓付遠沈管に移し，蒸留水 10 mL を加える。栓をして，激しく振とうする。液をろ過し抽出液とする。＊野菜・果物を試料とする場合は抽出液を適宜希釈または濃縮する。）

試薬

●1 M 水酸化ナトリウム溶液　●1％フェリシアン化カリウム溶液　●6 M 塩酸　●n-ブタノール　●クロロホルム　●ビタミン B_1 および B_2 標準溶液

器具

共栓付試験管，駒込ピペット（1〜5 mL），紫外線ランプ，保護メガネ

32. 蛍光法によるビタミン B_1・B_2 の定性

実験操作

●チオクローム蛍光法：ビタミン B_1 の定性分析

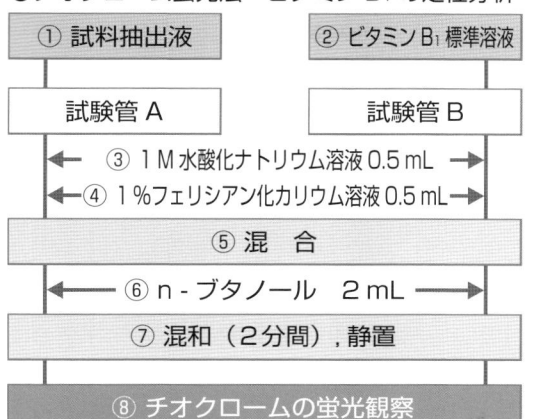

```
① 試料抽出液          ② ビタミン B₁ 標準溶液
     ↓                      ↓
  試験管 A               試験管 B
     ←── ③ 1 M水酸化ナトリウム溶液 0.5 mL ──→
     ←── ④ 1%フェリシアン化カリウム溶液 0.5 mL ──→
            ⑤ 混 合
     ←── ⑥ n-ブタノール 2 mL ──→
         ⑦ 混和（2分間），静置
         ⑧ チオクロームの蛍光観察
```

①・② 試料抽出液およびビタミン B_1 標準溶液各 2 mL を試験管に採取する。

③・④・⑤ 水酸化ナトリウム溶液およびフェリシアン化カリウム溶液各 0.5 mL を加え，混合する。

⑦ チオクロームの転溶後，静置して 2 層に分離させる。

⑧ 暗室で紫外線ランプを照射して上層のチオクロームの青色の蛍光を観察する。

●ルミフラビン蛍光法：ビタミン B_2 の定性分析

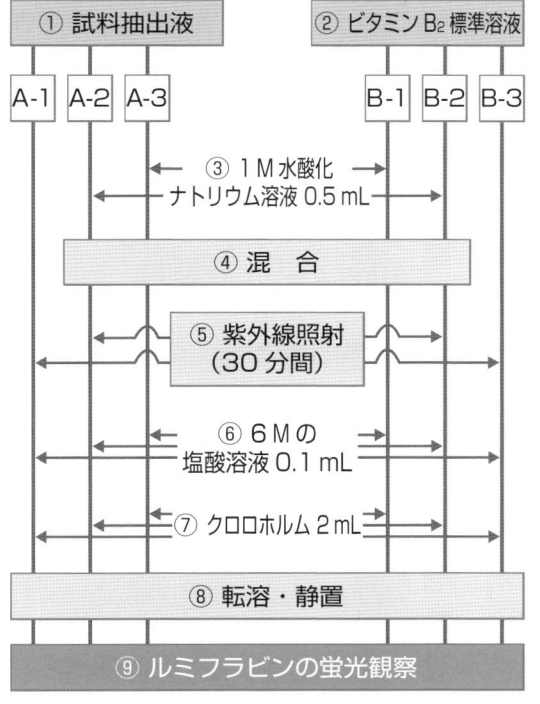

```
① 試料抽出液              ② ビタミン B₂ 標準溶液
A-1  A-2  A-3          B-1  B-2  B-3
       ←── ③ 1 M水酸化ナトリウム溶液 0.5 mL ──→
              ④ 混 合
         ⑤ 紫外線照射（30分間）
       ←── ⑥ 6 Mの塩酸溶液 0.1 mL ──→
       ←── ⑦ クロロホルム 2 mL ──→
              ⑧ 転溶・静置
         ⑨ ルミフラビンの蛍光観察
```

①・② 試料抽出液およびビタミン B_2 標準溶液各 2 mL を試験管（各 3 本）に採取する。

③・④ A-2,3 および B-1,2 の試験管に 1 M 水酸化ナトリウム溶液 0.5 mL を加えよく混合する。

⑤ A-1,2 および B-2,3 の試験管に紫外線ランプを照射し光分解する。

⑥ 全ての試験管に塩酸溶液 0.1 mL を加え，混合する。

⑦ 全ての試験管にクロロホルム 2 mL を加え，混合する。

⑧ ルミフラビンを転溶後，静置して 2 層に分離させる。

⑨ 暗室で紫外線ランプを照射して下層のルミフラビンの黄緑色の蛍光を観察する。

留意点・操作のポイント

⑧ 蛍光観察時に紫外線ランプを照射する際は安全のため保護メガネを着用する。

⑨ ルミフラビン蛍光法では，下層に蛍光が観察される。その蛍光がアルカリ性下で光分解により消失する様子を確認する。

Ⅲ-8　食物繊維に関する実験の概要

　食物繊維（dietary fiber）とは，「ヒトの消化酵素で消化されない食品中の難消化性成分の総体」と定義されている。『日本食品標準成分表』では，炭水化物の成分値に食物繊維も含まれているが，食物繊維の成分値は別項目としても掲載されている。食物繊維は，**水溶性食物繊維**（soluble dietary fiber, SDF）と**不溶性食物繊維**（insoluble dietary fiber, IDF）に分類されている。主な食品の食物繊維含量を表に示す。

　食物繊維の分析方法としては，**重量法**と**非重量法**（吸光度法，ガスクロマトグラフィー，高速液体クロマトグラフィー法など）がある。前者は**酵素重量法**と**非酵素重量法**に分類できる。酵素重量法の**プロスキー（Prosky）法**は総食物繊維量を定量する方法である。ここでは，**プロスキー変法**による SDF と IDF，総食物繊維の測定法を示す。

表　主な食品の食物繊維量　　　　（g/100 g）

食品群	食品	水溶性	不溶性	総量
穀　類	小麦粉（強力粉）	1.2	1.5	2.7
	食パン	0.4	1.9	2.2
	ごはん（精白米）	0.0	0.3	0.3
	そば（ゆで）	0.5	1.5	2.0
いも類	さつまいも（蒸し）	1.0	2.8	3.8
	じゃがいも（蒸し）	0.5	1.1	1.7
豆　類	だいず（ゆで）黄大豆	0.9	5.8	6.6
	木綿豆腐	0.1	0.3	0.4
野菜類	キャベツ（生）	0.4	1.4	1.8
	だいこん（皮つき　ゆで）	0.5	1.1	1.6
	たまねぎ（水さらし）	0.5	1.0	1.5
	トマト（生）	0.3	0.7	1.0
	にんじん（皮つき　ゆで）	1.0	1.9	3.0
	ほうれんそう（ゆで）	0.6	3.0	3.6
果実類	みかん（生）	0.5	0.5	1.0
	バナナ（生）	0.1	1.0	1.1
	りんご（生）皮なし	0.4	1.0	1.4
きのこ類	生しいたけ（ゆで）	0.2	4.2	4.4

33. プロスキー変法による粗繊維の定量

目的

プロスキー変法に基づき，水溶性・不溶性食物繊維，総食物繊維を定量分析する。

原理

試料を耐熱性 α-アミラーゼ，プロテアーゼおよびアミログルコシダーセで順次酵素処理してろ過し，**水溶性食物繊維（SDF）**（ろ液）と**不溶性食物繊維（IDF）**（残渣）を分別する。それぞれをエタノールおよびアセトンで順次洗浄後，乾燥，放冷，精秤する。それぞれから非消化性タンパク質および灰分を差し引くと，SDFおよびIDFが得られ，合計量が総食物繊維量となる。

試料

乾燥・粉砕した食品試料（脂質含量5％以上の食品は，あらかじめ脱脂する。）

試薬

●95％エタノール　●78％エタノール　●0.08 M リン酸緩衝液（pH 6.0）　●耐熱性α-アミラーゼ溶液（Sigma A-3306 または Novozymes thermamyl 120 L〔冷蔵保存〕）　●プロテアーゼ溶液（Sigma P-3910 または P-5380 を 50 mg/mL となるよう 0.08 M リン酸緩衝液〔pH 6.0〕に溶解〔用事調製：実験当日に調製する〕）　●アミログルコシダーゼ溶液（Sigma A-9913〔冷蔵保存〕）　●0.275 M 水酸化ナトリウム溶液　●0.325 M 塩酸溶液　●セライト545（Sigma C-8656。酸洗浄したもの。）　●アセトン

器具

ビーカー，るつぼ型ガラスろ過器（1試料につき8個），電気炉，振とう型恒温水槽，電気定温乾燥器，デシケーター，電子精密天秤，pHメーターまたはpH試験紙，ケルダール分解・水蒸気蒸留装置，ウォーターバス，ろ過鐘（またはウィットのろ過器）・アダプター・アスピレーター

計算

$$\text{SDF (g/100 g)} = \frac{R_{12} - P_1 - A_1 - B_1}{W_{12}} \times 100$$

$$\text{IDF (g/100 g)} = \frac{R_{34} - P_2 - A_2 - B_2}{W_{12}} \times 100$$

B_1 (mg) $= r_{12} - p_1 - a_1$　　　　　　　　　　B_2 (mg) $= r_{34} - p_2 - a_2$
R_{12}：SDF 残渣の重量平均値（mg）　　　　　R_{34}：IDF 残渣の重量平均値（mg）
P_1：SDF 残渣中のタンパク質（mg）　　　　　P_2：IDF 残渣中のタンパク質（mg）
A_1：SDF 残渣中の灰分（mg）　　　　　　　　A_2：IDF 残渣中の灰分（mg）
B_1：SDF 用試薬ブランク（mg）　　　　　　　B_2：IDF 用試薬ブランク（mg）
W_{12}：試料採取料平均値（mg）　　　　　　　W_{12}：試料採取料平均値（mg）
r_{12}：SDF 試薬ブランク残渣の重量平均値（mg）　r_{34}：IDF 試薬ブランク残渣の重量平均値（mg）
p_1：SDF 試薬ブランク残渣中のタンパク質（mg）　p_2：IDF 試薬ブランク残渣中のタンパク質（mg）
a_1：SDF 試薬ブランク残渣中の灰分（mg）　　　a_2：IDF 試薬ブランク残渣中の灰分（mg）

III 食品の栄養成分に関する実験

実験操作

```
トールビーカー (500 mL)
  ← ① 試料 約1g
  ← ② リン酸緩衝液（pH 5.0） 50 mL
  ← ③ 耐熱性α-アミラーゼ溶液 0.1 mL
④ 沸騰水浴中で30分間反応
  ← ⑤ 0.275 M水酸化ナトリウム溶液 約10 mL
  ← ⑥ プロテアーゼ溶液 0.1 mL
⑦ 60℃にて30分間反応
  ← ⑧ 0.325 M塩酸溶液 約10 mL
  ← ⑨ アミログルコシダーゼ溶液 0.1 mL
⑩ 60℃にて30分間反応
⑪ 吸引ろ過
  ├─ ⑫ ろ液（水溶性食物繊維）  ⑬ 残渣（不溶性食物繊維）
     ← ⑭ 4倍容95％エタノール (60℃)
     ⑮ 60分室温放置
     ⑯ 吸引ろ過
     ⑰ 洗浄
       ← 78％エタノール (20 mL×3)
       ← 95％エタノール (10 mL×2) →
       ← アセトン (10 mL×2) →
     ⑱ 乾燥（105℃ 一夜）後，放冷
     ⑲ 精秤
     ⑳ 非消化性タンパク質 | ⑳ 灰分
     ケルダール法 | 定量分析 (525℃, 5時間)
```

* 空試験は，試料を入れずに同様に行う。

※ 試料の調製方法，ガラスろ過器の洗浄やセライト層作成方法，ろ過の方法など，詳しくはプロスキー変法の参考文献（p.173）を参照のこと。

① トールビーカーを1試料につき各2つ用意し，乾燥粉砕済み試料各約1gを精秤（誤差20 mg以内）
* 脂質含量5％以上のものは，あらかじめ脱脂する。

④ アルミホイルでふたをし，5分毎に撹拌しながら沸騰水浴（95℃以上）で正確に30分加熱後，室温まで冷却。
⑤ 水酸化ナトリウム溶液にてpH 7.5±0.1に調整。

⑦ アルミホイルでふたをし，60℃にて振とうしながら正確に30分加熱した後，室温まで冷却。
⑧ 塩酸溶液にてpH 4.5±0.3に調整。

⑩ アルミホイルでふたをし，60℃にて振とうしながら正確に30分間加熱。
⑪ あらかじめセライト層を形成し，恒量を求めたIDF用ガラスろ過器にて吸引ろ過し，⑫ろ液（SDF）と，⑬ろ過残渣（IDF）に分別する。トールビーカー内を水約10 mL×2にて洗いこみ，ろ液と合わせる。
⑭ ろ液に，あらかじめ60℃に温めた95％エタノールをろ液の約4倍容量加える。
⑮ 室温に60分間放置する。

⑯ あらかじめセライト層を形成し，恒量を求めたSDF用ガラスろ過器にて吸引ろ過する（ろ液は廃液となる）。
⑰ ろ液（SDF）を，78％エタノール（20 mL×3），95％エタノール（10 mL×2），アセトン（10 mL×2）にて洗浄する。
⑰ 残渣（IDF）は，95％エタノール（10 mL×2），アセトン（10 mL×2）にて洗浄する。
⑱ すべてのガラスろ過器を105℃にて一夜乾燥。その後，デシケーターにて45分間放冷。
⑲ 電子精密天秤にて精秤。
⑳ ガラスろ過器2連のうち一つは非消化性タンパク質定量用とし，セライトとともに全量をかきとり，ケルダール法により窒素定量を行う。もう一つはガラスろ過器ごと525℃で5時間灰化し，デシケーターで45分間放冷したのち精秤する。

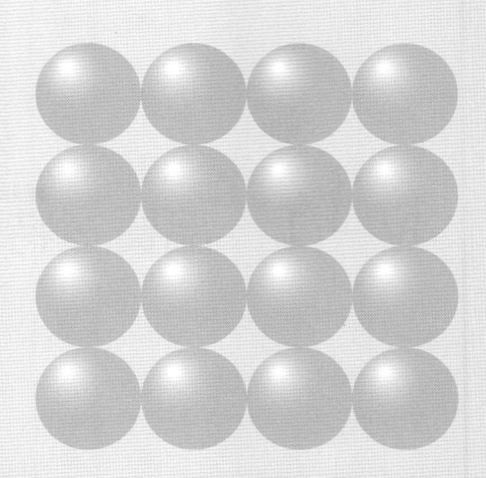

IV 食品の品質・機能性に関する実験

IV-1 品質・特性に関する実験の概要
34. 鶏卵の鮮度試験（透視検査，卵白係数，卵黄係数，ハウユニット，卵白pH）
35. 古米と新米の判別
36. ヨウ素-デンプン反応によるデンプンの糊化実験
37. 小麦タンパク質（グルテン・グルテニン・グリアジン）の分離
38. 果実の糖度・酸度および品質
39. 果実プロテアーゼによる食肉タンパク質の分解
40. 有機酸の定量
41. フォーリン・デニス法によるポリフェノールの定量
42. 抗酸化活性の測定（DPPH消去活性）
43. 牛乳の鮮度（アルコール凝固，乳酸酸度，pH）
44. 牛乳カゼイン（乳清・カード）の分離
45. 牛乳中の乳脂肪測定
46. 油脂の乳化に関する観察
47. 油脂エマルション（W/O，O/W）型の確認

IV-2 色素に関する実験の概要
48. ヘム色素の加熱変化
49. タンニンの定量
50. カロテノイド，クロロフィルの分離
51. アントシアニン色素の色調変化
52. フラボノイド色素の抽出と呈色反応

IV-3 物性に関する実験の概要
53. 破断力測定（カードメーター）
54. 粘度測定（オストワルド粘度計）

IV-4 顕微鏡による観察の概要
55. 光学顕微鏡による結晶（デンプン粒）の観察

IV-5 褐変反応に関する実験の概要
56. 非酵素的褐変（アミノーカルボニル反応，メイラード反応）
57. 酵素的（生物的）褐変（ポリフェノールオキシダーゼによる反応）

IV-6 官能検査の概要
58. 分析型官能評価
59. 嗜好型官能検査

Ⅳ-1　品質・特性に関する実験の概要

　食品は安心・安全の確保が必須であり，品質維持，食品の安全，衛生管理などが食品を評価する。また，食品成分の特性を知ることにより，食品の製造が理解でき，品質の向上につながる。食品の品質は食品の成分，鮮度，食品添加物量のほか，機能性などがあげられる。

　食品の品質や特性を試験する方法は，**化学的測定法**，**物理的測定法**および**生物的測定法**があるが，「品質・特性に関する実験」では，こめ，こむぎ，果実，野菜，卵，牛乳などの成分や鮮度および抗酸化活性量，ポリフェノール量などの機能性についての測定法を述べる。さらに，魚肉練製品などのデンプンの添加，食品中の酵素および乳化の測定について記述する。

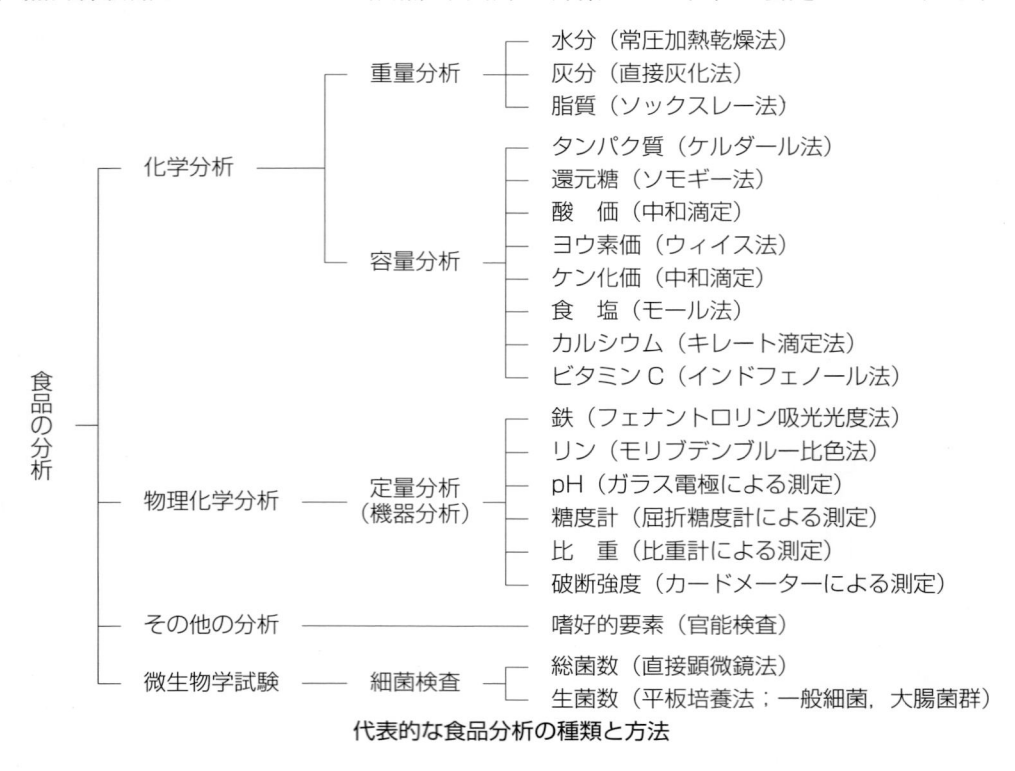

```
                        ┌─ 重量分析 ─┬─ 水分（常圧加熱乾燥法）
                        │           ├─ 灰分（直接灰化法）
                        │           └─ 脂質（ソックスレー法）
          ┌─ 化学分析 ─┤
          │             │           ┌─ タンパク質（ケルダール法）
          │             │           ├─ 還元糖（ソモギー法）
          │             │           ├─ 酸　価（中和滴定）
          │             └─ 容量分析 ─┼─ ヨウ素価（ウィイス法）
          │                         ├─ ケン化価（中和滴定）
食品の分析 ┤                         ├─ 食　塩（モール法）
          │                         ├─ カルシウム（キレート滴定法）
          │                         └─ ビタミンC（インドフェノール法）
          │                         ┌─ 鉄（フェナントロリン吸光光度法）
          │                         ├─ リン（モリブデンブルー比色法）
          ├─ 物理化学分析 ─ 定量分析 ─┼─ pH（ガラス電極による測定）
          │                (機器分析) ├─ 糖度計（屈折糖度計による測定）
          │                         ├─ 比　重（比重計による測定）
          │                         └─ 破断強度（カードメーターによる測定）
          ├─ その他の分析 ──────────── 嗜好的要素（官能検査）
          │                         ┌─ 総菌数（直接顕微鏡法）
          └─ 微生物学試験 ─ 細菌検査 ─┴─ 生菌数（平板培養法：一般細菌，大腸菌群）
```

代表的な食品分析の種類と方法

34. 鶏卵の鮮度試験（透視検査，卵白係数，卵黄係数，ハウユニット，卵白 pH）

目的

賞味期限（表示）に従い，期限内・期限外の鶏卵を用い，透視検査，比重法ならびに割卵検査（卵白係数，卵黄係数），ハウユニット値，卵白 pH を比較し，鶏卵の鮮度変化と各検査結果との関連性について調べる。

原理

食品衛生学上の観点から，品質検査の鮮度判定は重要な検査のひとつである。

(1) 透視検査：鶏卵が古くなると，卵白が水様化することから，外部より強い光を当てることで，卵黄の位置がはっきりとした形で透視できるようになる。

(2) 比重法：鶏卵の卵殻は多孔質で通気性があるため，水分や二酸化炭素が日を経過するごとに蒸散する。それにより，徐々に気室の部分が大きくなって卵重量が減少し，比重が小さくなっていく。新鮮卵の比重は 1.08～1.09 を示す。6～12％濃度の異なる食塩水に浮く・沈むについての程度を調べて，鮮度を判定することができる。12％濃度の食塩水で沈めば新鮮卵といえる。

(3) 割卵検査：

①卵白係数：卵白は盛り上がったゼリー状の濃厚卵白とさらりとした水様卵白からなる。濃厚卵白は保存中に卵白 pH の上昇が起こり，不溶性オボムチン複合体から$β$-オボムチンが溶離することで粘性が低下していく。そこで，卵白係数を計算で求める。新鮮卵では卵白係数 0.14～0.17 を示す。鮮度が落ちると数値は小さくなる。

②卵黄係数：新鮮卵では盛り上がって球状に近い形をしているが，時間経過とともに卵黄膜が弱まり，広がって平らな形に変化する。そこで卵黄係数を計算で求める。新鮮卵では 0.36～0.44 を示す。0.25 以下では卵は古く卵黄膜も破れやすい状態となる。

(4) ハウユニット（卵質係数）：米国のレイモンド・ハウが提唱した方法で，濃厚卵白の水様化を示す数値であり，鶏卵の鮮度判定に用いられている。

$$ハウ単位 (HU) = 100 \cdot \log (H - 1.7 W 0.37 + 7.6)$$

一般的には卵重量と濃厚卵白の高さを測定して該当する一覧表数値により求める。新鮮卵では 86～90 の数値を示す。

(5) 卵白 pH：鶏卵を保存しておくと，特に濃厚卵白の pH が低下することから，古くなると pH が低くなる。新鮮卵白はアルカリ側の pH 9.0 程度を示す。

表　ハウユニット換算表

ハウユニット数値	品質	
72 以上	AA 級	最高級品
60 以上 72 未満	A 級	高級品
31 以上 60 未満	B 級	中級品
31 未満	C 級	低級品

Ⅳ 食品の品質・機能性に関する実験

試料
- 鶏卵（賞味期限外〔期限切れ1ヵ月程度〕）　●鶏卵（賞味期限内）

試薬
- pH試験紙　●6・8・10・12%食塩水

器具
ビーカー，薬さじ，電子天秤，ノギス，ピンセット，ラミネート方眼紙，定規

計算

$$卵白係数 = \frac{H_1 \text{(mm)}}{D_1 \text{(mm)}}$$

＊H_1：濃厚卵白の高さ　　D_1：濃厚卵白の直径（D_1）

$$卵黄係数 = \frac{H_2 \text{(mm)}}{D_2 \text{(mm)}}$$

＊H_2：卵黄の高さ　　D_2：卵黄の直径（D_2）

課題
- 新鮮な卵を見分けることの意義や，卵を新鮮に保持するための方法などについて考察しよう。

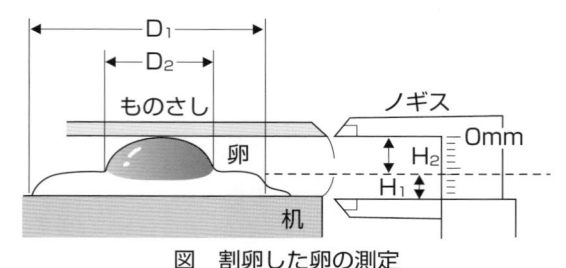

図　割卵した卵の測定

COLUMN　比重について

　密度とは，各温度における物質の1mL当たりのグラム（g/mL）で示される。これを**絶対密度**といい，純水3.98℃における密度は0.999973で最も高い値である。しかし，この数値は実用的ではないため，通常，純水4℃の密度を1.0000（絶対密度は0.999973）として，他の物質の密度を求める。これを**相対密度**という。

　純水以外の物質が純水より重いか軽いかを比較する場合，純水4℃の密度を標準にし，他の物質を任意の温度で測定する。これを**比重**という。d_4^{20}（g/cm³）で示される比重は，純水4℃の密度を1.0000とし，他の物質の比重を20℃で測定したことを意味する。比重の測定は，比重計と温度計を用いて測定する。

34. 鶏卵の鮮度試験（透視検査，卵白係数，卵黄係数，ハウユニット，卵白 pH）

実験操作

●比重法による鮮度判定

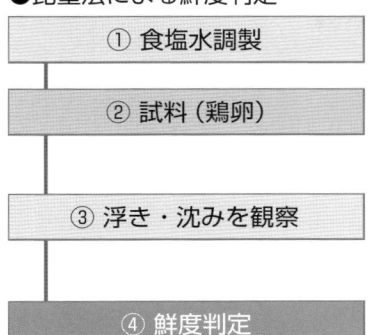

① 食塩水調製
② 試料（鶏卵）
③ 浮き・沈みを観察
④ 鮮度判定

① 食塩水を 6・8・10・12 ％の濃度で各 300 mL 調製し，ビーカーに移す。

② 質量をあらかじめ測定した後*，賞味期限内および賞味期限外の鶏卵を，薬さじで支えながら静かにビーカーに入れる。

③ 濃度の濃い食塩水から順番（12 %⇒10 %⇒8 %⇒6 %）に沈めていき，浮き沈みの様子を観察する。

④ 濃度 12 ％食塩水に沈めば新鮮卵，6 ％食塩水に浮くようであれば鮮度不良とみられる。

＊賞味期限内と賞味期限外を比べて，重量が減少していれば鮮度が落ちている傾向を示す（数点の平均を算出するとよい）。

食塩濃度と比重

古い卵		やや古い卵		新鮮卵	
食塩濃度	比重	食塩濃度	比重	食塩濃度	比重
7%	1.051	9%	1.066	12%	1.089
8%	1.059	10%	1.073		
		11%	1.081		

●割卵検査による鮮度判定

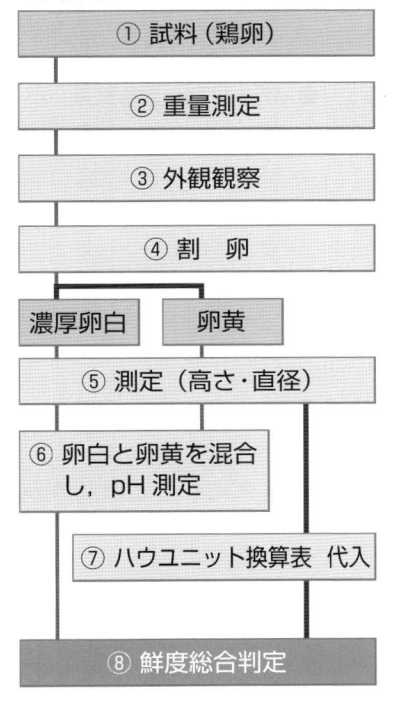

① 試料（鶏卵）
② 重量測定
③ 外観観察
④ 割卵
濃厚卵白　卵黄
⑤ 測定（高さ・直径）
⑥ 卵白と卵黄を混合し，pH 測定
⑦ ハウユニット換算表　代入
⑧ 鮮度総合判定

② 鶏卵重量（g）を電子天秤で計量する。

③ 卵殻表面の色調，表面の凹凸，形状などの外観を観察する。

④ ラミネート方眼紙上に静かに鶏卵を傷つけないように割卵する。

⑤ 濃厚卵白と卵黄の，高さ（mm）と直径（mm）をノギス，定規を用いて各々測定する。

⑥ 卵白，卵黄，混合して全卵の pH をユニバーサル試験紙（pH 1～11）を用いて測定する。

⑦ ハウユニット換算表を用いて，卵重（g）と濃厚卵白の高さ（mm）を表の近似した値の所に代入して求める。

⑧ 卵白係数，卵黄係数，ハウユニット，pH から賞味期限内と，賞味期限外の鶏卵の鮮度を総合的に判断する。

Ⅳ　食品の品質・機能性に関する実験

35. 古米と新米の判別

目的
新米と古米について，グアヤコール法および酸性度指示薬を使って判別する。

原理
（1）　グアヤコール法

米の品質低下は，貯蔵期間と酸化還元酵素（特にペルオキシダーゼ）の活性低下が相関することが知られている。この酵素（ペルオキシダーゼ）の活性の有無を調べることで新米と古米の指標に用いられる。

（2）　酸性度指示薬による方法（MB法）

精白米には約1％の脂質が含まれ，鮮度が良い米はpH7前後であるが貯蔵期間が長くなると湿度，温度などの影響によって分解して脂肪酸が生成し，pHは6〜5前後に低下して鮮度が悪くなる。このpHの違いを利用して，MB法で新米と古米の判別をする。

試料
●うるち米（新米）　●うるち米（古米）

試薬
●1％グアヤコール溶液（グアヤコール1gを純水99mLに溶解する。〔褐色びんで保存〕）
●3％過酸化水素水溶液（30％過酸化水素水を10倍に希釈）　●MR・BTB混合試薬（メチルレット0.1g，ブロムチモールブルー0.3gをメチルアルコール150mLに溶かしてから純水で200mLとし，使用時に純水で5倍希釈）

器具
試験管，試験管立て，メスピペット（5mL），ろ紙（No.2），ピンセット

考察のポイント
● 新米は各種の酵素が主に胚芽部や糠層に含まれ，過酸化水素の存在下，ペルオキシダーゼの作用によりテトラグアヤコールとなり，赤褐色に着色する。古米はほとんど着色しない。

● 試料にMB・BTB混合試薬を加えると新米は緑色になり，古米になると脂肪酸が増えるため黄色から赤色に変色する。

実験操作

(1) グアヤコール法

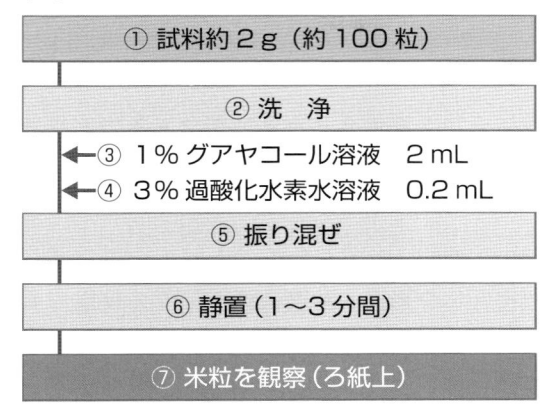

① 試料約2g（約100粒）	① 試料約2gを試験管に取る。
② 洗　浄	② 少量の水で2～3回洗浄する。
← ③ 1%グアヤコール溶液　2mL	
← ④ 3%過酸化水素水溶液　0.2mL	
⑤ 振り混ぜ	⑤ 振り混ぜる。
⑥ 静置（1～3分間）	⑥ 1～3分間静置する。
⑦ 米粒を観察（ろ紙上）	⑦ 米粒をろ紙上に移し，それらの呈色を観察する。

(2) 酸性度指示薬による方法（MB法）

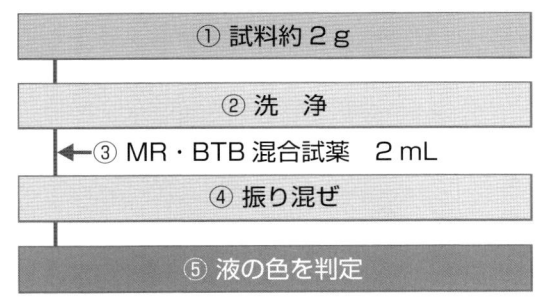

① 試料約2g	① 試料約2gを試験管に取る。
② 洗　浄	② 少量の純水で2～3回洗浄する。
← ③ MR・BTB混合試薬　2mL	
④ 振り混ぜ	④ 振り混ぜる。
⑤ 液の色を判定	⑥ 酸性度指示薬による判定表から判別する。

表　酸性度指示薬による判定表

鮮度	新米	←　　　→		古米
pH	7前後	6	5	4
MR	黄	黄	橙	赤
BTB	黄	黄		
呈色	緑	黄	橙	赤

操作のポイント

○ 試料と試薬を入れた試験管は，十分に振り混ぜる。新米は速やかに胚芽部が赤褐色に変化し，古米は変色しない。新米と古米については，試料100粒中80粒以上が発色してれば上（新），79～50粒は中，49以下は下と判定される。

Ⅳ 食品の品質・機能性に関する実験

36. ヨウ素-デンプン反応によるデンプンの糊化実験

目的

デンプン分子はグルコースがグリコシド結合により重合した多糖類であることを確認し，糊化による変化を観察する。

原理

ヨウ素-デンプン反応は，デンプン分子中のグルコース6分子で1回転するらせん状の構造のなかにヨウ素分子を巻き込んだ複合体を形成して**濃青色**を呈する反応である。デンプンの加水分解が進行してグルコース鎖長が短くなるに従い，青紫〜赤紫〜赤〜茶〜橙〜黄色を順に呈するようになる。

デンプンの分解により生成されるグルコースや，グルコースが結合した少糖類には還元性があり，**ベネディクト試薬**と反応すると酸化第一銅の赤色沈殿を生じる。

かまぼこは，筋原繊維たんぱく質の**アクチン**と**ミオシン**が結合した**アクトミオシン**が熱変性することで分子架橋を形成し，網目構造により，ゲル化して弾力を生んでいる。副原料としてデンプンが添加され，弾力の付与，味の改善などの効果がある。ここでは，ヨウ素-デンプン反応による色の変化により，デンプンの存在を確認する。

試料

●ジャガイモデンプン（市販片栗粉），●魚肉練り製品（かまぼこ，ちくわ，はんぺんなど）

試薬

〔ジャガイモデンプンの糊化試験〕●濃塩酸　●1.3％ヨウ素ヨウ化カリウム溶液（ヨウ化カリウム2.5 gを純水20 mLに溶解し，さらにヨウ素1.3 gを溶解し，純水を加えて100 mLに定容。使用時に純水で10倍希釈する。）　●ベネディクト試薬（A液：硫酸銅五水和物1.73 gを純水10 mLに溶解する。B液：クエン酸三ナトリウム二水和物17.3 gと無水炭酸ナトリウム10 gを純水65 mLに溶解する。B液にA液を少量ずつ加えて混合し，純水を加えて100 mLに定容する。）

〔かまぼこのデンプン含量試験〕●1/10 Mヨウ素ヨウ化カリウム溶液（ヨウ化カリウム5 g, ヨウ素2.54 gを加えて溶かし200 mLに定容する。）

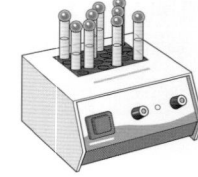

図 ヒーティングブロック

器具

メスフラスコ（100 mL），ビーカー（100 mL），試験管，目盛付き試験管（30 mL），駒込ピペット（1 mL），ろ紙，三脚，金網，ガスバーナー，電子天秤，タイマー，ヒーティングブロック，ビー玉（蓋），軍手，耐熱板，ガラス棒，温度計

課題

● デンプンの分解と還元糖生成量の変化を対応させて考察しよう。
● 食品中のデンプン添加量を確認しよう。

36. ヨウ素-デンプン反応によるデンプンの糊化実験

実験操作

●ジャガイモデンプンの糊化試験

① ジャガイモデンプン 0.5 g ＋水 50 mL
② 加熱・撹拌
③ 糊化温度測定
④ 冷 却
⑤ 定 容
⑥ デンプン溶液 20 mL
⑦ 濃塩酸 1 mL
⑧ 加熱・加水分解
⑨ デンプン溶液 0（加熱前）・1・5・10・15・30 分経過後

ヨウ素‐デンプン反応
⑩ ヨウ素ヨウ化カリウム溶液 1, 2 滴
⑪ 呈色を観察

ベネディクト反応
⑫ ベネディクト試薬 3 mL
⑬ 加 熱
⑭ 呈色，沈殿を観察

② ガスバーナーで加熱しながら撹拌する。

③ デンプン粒が膨潤溶解して液が透明になるとき（糊化）の温度を記録する。

⑤ 純水で 100 mL に定容する。

⑥ 定容した 0.5 % デンプン溶液を目盛付試験管に計り取る。

⑧ ヒーティングブロックで 100 ℃で加熱し，加水分解する。

⑨ 0（加熱前）・1・5・10・15・30 分経過後のデンプン糊液を，試験管 2 本（ヨウ素‐デンプン反応用，ベネディクト反応用）に 1 mL ずつ計り取る。

⑬ 100 ℃・10 分あるいは 5 分間加熱する。

⑭ 試料液中の還元糖の量に応じて酸化第一銅の赤褐色沈殿が生成する。
＊対照として純水 1 mL についても，⑩・⑫の操作を行う。

●かまぼこのデンプン含量試験

① 魚肉練り製品 1 cm 角片
② 各濃度のヨウ素ヨウ化カリウム溶液に浸ける

① 4 個用意し，各 1 個をビーカー（100 mL）に入れる。
② 5 分間浸ける。

	濃　度
ビーカー A	1/100 M
ビーカー B	1/500 M
ビーカー C	1/1000 M
ビーカー D	1/2000 M

判定基準

試薬反応	デンプン量
A で藍色	2.5 % 以下
B で藍色	2.5～5.0 %
C で藍色	5.0～10 %
D で藍色	10 % 以上

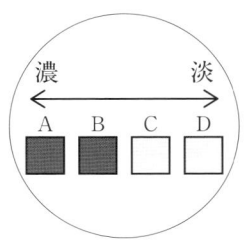

濃 ←→ 淡
A　B　C　D

ろ紙上で反応をみる。

1/10 M 溶液をそれぞれの濃度に希釈する。
③ ろ紙上に並べ，判定

Ⅳ 食品の品質・機能性に関する実験

37. 小麦タンパク質（グルテン・グルテニン・グリアジン）の分離

目的
小麦粉を少量の純水でこねると，小麦タンパク質の主体である粘弾性の高い小麦グルテン（グルテニンとグリアジンの複合体）を生ずる。さらに小麦グルテンからグルテニンとグリアジンを分離し，小麦タンパク質の性質を理解する。

原理
小麦粉は7～13％のタンパク質を含み，主成分はグリアジンとグルテニンで，ほぼ等量存在し，タンパク質全体の約80％を占める。グリアジンとグルテニンの分離は，アルコールに対する溶解性の異なる性質を利用する。

試料
小麦粉（強力粉・中力粉・薄力粉）

試薬
●ヨウ素ヨウ化カリウム溶液（ヨウ化カリウム1gを約15 mLの純水に溶解し，それにヨウ素0.2％を加え完全に溶解する。これを100 mLに定容）　●10％塩酸溶液　●エタノール　●0.2 M水酸化ナトリウム溶液　●1％硫酸銅溶液　●10％水酸化ナトリウム溶液

器具
三角フラスコ，ビーカー，メスシリンダー（100 mL），駒込ピペット（1 mL），ろ紙（No.2），冷却器，恒温水槽，ガーゼ，ステンレスボウル

考察のポイント
● グルテンを構成しているグリアジンは70～80％アルコールに可溶，純水に不溶であり，グルテニンは希アルカリ可溶性であることを利用して確認することができる。
● 小麦粉に含まれるタンパク質は，薄力粉約8％，中力粉約9％，強力粉約12％である。

操作のポイント

○ デンプンは，ヨウ素ヨウ化カリウム溶液を加えると青紫色を呈する。

○ グルテンを含む試料を試験管にとり，10％水酸化ナトリウム溶液2 mLを加え，1％硫酸銅溶液を数滴加えて振り混ぜると，紫～赤紫色を呈する。

37. 小麦タンパク質（グルテン・グルテニン・グリアジン）の分離

実験操作

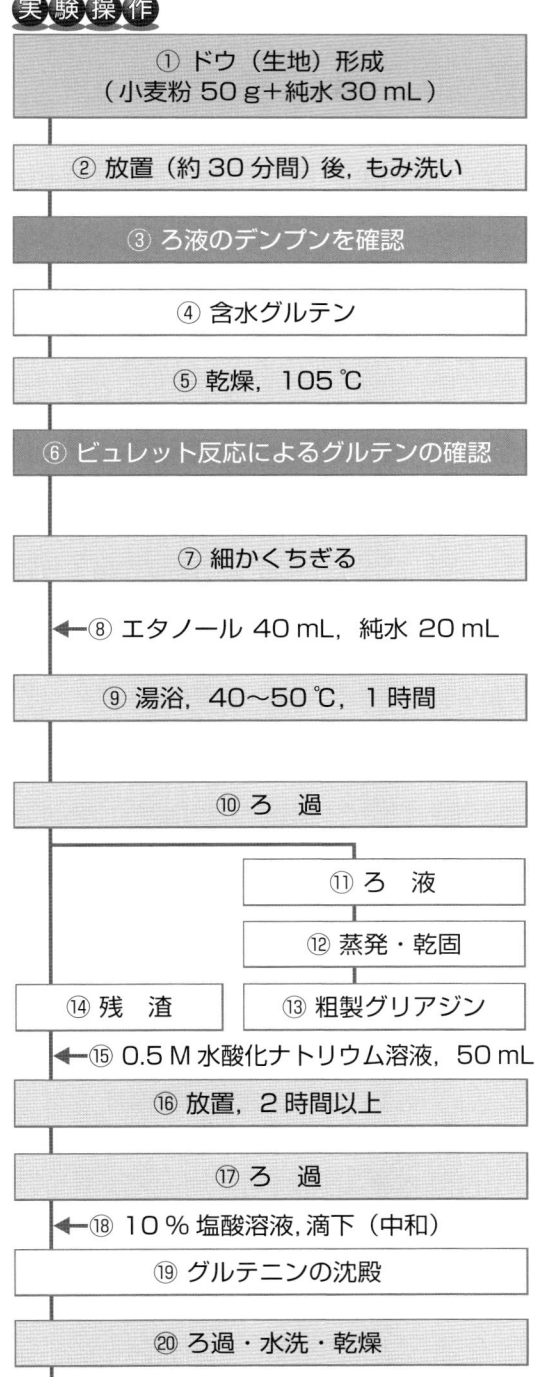

① ドウ（生地）形成（小麦粉 50 g + 純水 30 mL）
② 放置（約 30 分間）後，もみ洗い
③ ろ液のデンプンを確認
④ 含水グルテン
⑤ 乾燥，105 ℃
⑥ ビュレット反応によるグルテンの確認
⑦ 細かくちぎる
⑧ エタノール 40 mL，純水 20 mL
⑨ 湯浴，40～50 ℃，1 時間
⑩ ろ過
⑪ ろ液
⑫ 蒸発・乾固
⑭ 残渣
⑬ 粗製グリアジン
⑮ 0.5 M 水酸化ナトリウム溶液，50 mL
⑯ 放置，2 時間以上
⑰ ろ過
⑱ 10 % 塩酸溶液，滴下（中和）
⑲ グルテニンの沈殿
⑳ ろ過・水洗・乾燥
㉑ 粗製グルテニン生成

① ステンレスボウル中で，小麦粉に純水を加えてよく練り，ドウ（生地）をつくる。
② 約 30 分間放置後，ガーゼに包んで水中でデンプンを揉みだす。
③ 試験管に洗液を少量とり，ヨウ素液を加えてデンプンが含まれていることを確認する。
④ 充分に水洗いしてデンプンを除去後，充分に水気を除く。粘性の強い含水グルテンが残る。
⑤ 105 ℃で乾燥すると乾燥グルテンが得られる。
⑥ 試験管に含水グルテンを少量入れ，ビュレット反応を行ってタンパク質であることを確認する。
⑦ 乾燥グルテンをできるだけ細かくちぎって，三角フラスコに入れる。
⑧ エタノール 40 mL，純水 20 mL を加えてよく振とうする。
⑨ 三角フラスコに冷却器をつけて，ときどきフラスコを振り混ぜながら 40～50 ℃の湯浴で 1 時間加温する。
⑩～⑬ エタノール抽出液をろ過して，ろ液を湯浴上で蒸発乾固すると，粗製グリアジンが得られる。
⑭～⑰ エタノール不溶性の残渣を三角フラスコに入れ，0.2 M 水酸化ナトリウム溶液 50 mL を加えて 2 時間以上放置後，ろ過する。
⑱・⑲ ろ液に 10 % 塩酸溶液を滴下し，中和するとアルカリ可溶性のグルテニンが沈殿する。
⑳・㉑ ろ過して，よく水洗後，乾燥させると粗製グルテニンが得られる。

Ⅳ 食品の品質・機能性に関する実験

38. 果実の糖度・酸度および品質

目的

果実の糖度や酸度を測定し，品質評価を行う。**糖酸比**を求め，品質との関係を理解する。糖度については，屈折糖度計の使用方法，示す値の意味を理解する。

原理

食品の糖度の簡便な測定法として**屈折糖度計**がある。光の屈折率は物質ごとに固有の値をもち，例えば20℃において空気は1，純水は1.33299である。水溶液は，溶解成分の増加に比例して屈折率が上昇する。これに基づき，ショ糖溶液の重量%をスケールとして屈折糖度計は作られている。つまり屈折糖度計により食品試料を分析した場合，示された値は有機酸や遊離アミノ酸など，糖以外の成分を含めた含量となる。

しかし，特に果汁のように，可溶性固形分に占める糖の割合が比較的高い試料においては，屈折糖度計の示度を**糖度**ということが多い。**ブリックス（Brix）値**，**ブリックス度**，**ブリックス%**ともいう。この場合の糖度とは，ショ糖だけではなく，ブドウ糖，果糖，麦芽糖，糖アルコール，可溶性デキストリンなども含む。

なお，酸度に関しては，中和滴定により総有機酸量として測定することができる。原理や具体的実験方法は1．容量分析：中和滴定（p.28）を参照すること。

試料

果汁（果実の絞り汁，または果実をおろし金などで処理し，ガーゼでろ過して汁液をとる）

器具

パスツールピペット，屈折糖度計（0～32%用）

計算

各試料の糖酸比 ＝ 糖度（%）÷ 酸度（%）

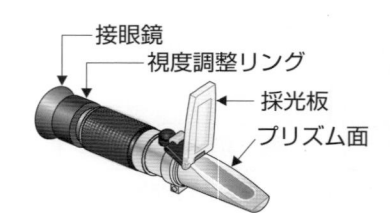

図 屈折糖度計

課題

● 各試料における糖度や酸度を測定し，糖酸比の違いを明らかにしよう。
● 各試料を味わい，ヒトの味覚と測定値との関連を考えてみよう。

実験操作

```
試料溶液
   ↓
① 試料溶液を滴下
   ↓
② 試料溶液をプリズム全面に広げる
   ↓
③ 視度調整
   ↓
④ 目盛読み取り
   ↓
⑤ 試料のふき取り
```

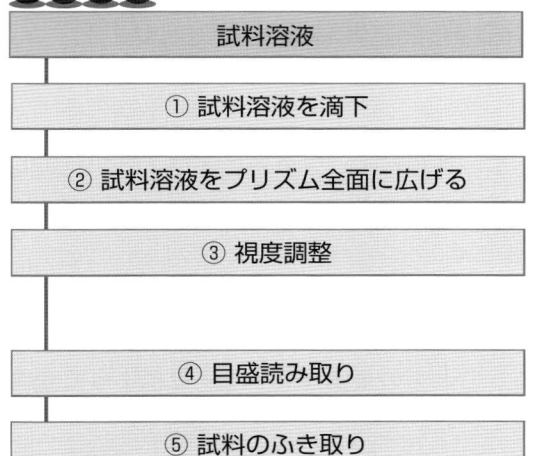

① 採光板を開け，試料溶液をプリズム面に1～2滴パスツールピペットで滴下する。

② 気泡が入らないよう，採光板を静かに閉じ，試料溶液をプリズム全面に広げる。

③ 屈折糖度計の先端を明るい方向に向け，接眼鏡を覗き，目盛がはっきり見えるよう視度調整リングをまわす。

④ 目盛上にある明暗を二分する境界線の目盛を読み取る。

⑤ プリズム面と採光板についている試料液を，純水を含ませた柔らかいペーパーなどできれいにふき取る。

操作のポイント

① 屈折率は温度で変化する。したがって，冷却あるいは加温された試料を測定する場合，室温に戻してから測定する必要がある。

② 屈折糖度計は一般に測定範囲として3～4種類に分類されている。果汁や清涼飲料水などには「器具」に示したものがふさわしいが，例えば濃縮果汁やジャムなどを測定したい場合はより高濃度用のものを使い分ける必要がある。

③ 着色試料や混濁試料は視野が暗くなるため，明るい光源を使用する。

④ 屈折糖度計の機種によっては目盛校正を行う必要がある。説明書に従うこと。

⑤ プリズム面を傷つけないよう，十分に注意して取り扱う。

COLUMN 果実における糖度・酸度・糖酸比の意味

果実においては甘味と酸味が品質に大きく影響し，糖と酸の調和のとれた味が好まれることから，その調和の目安として**糖酸比（糖度/酸度）**がよく使用される。一般に，果実の成熟に伴い，糖は増加し，酸は減少する。さらに，収穫後の貯蔵中に酸の減少がおこる。ヒトの味覚は甘味に対しては好ましく感じるため，糖含量が高いほど嗜好性は高くなる。一方，酸味はある濃度を限界として，それ以上含まれると急激に嗜好性が低下することが知られている。その限界値は果実の種類によって異なり，酸味の強い果実ほど高くなる。また，甘味と酸味の相互作用があるため，酸含量が低いと糖含量が低くても甘く感じ，酸含量が高いと糖含量が高くても酸っぱく感じる。さらに，糖酸比が同等でも，両方が低いものは「あっさり」した，両方が高いものは「こく」がある食味となる。酸含量は低すぎるといわゆる「ボケた」味となり，嗜好性は低下する。

Ⅳ　食品の品質・機能性に関する実験

39. 果実プロテアーゼによる食肉タンパク質の分解

目的
　　果肉とひき肉を混合し，果実プロテアーゼの作用によって食肉タンパク質から生じる**ペプチド**および**アミノ酸量**を，**ローリー法**で測定する。

原理
　　パイナップル，キウイフルーツ，パパイヤ，イチジクの果実にはそれぞれブロメライン，アクチニジン，パパイン，フィシンと呼ばれるプロテアーゼの存在が認められており，タンパク質を分解する作用がある。これらの果実プロテアーゼによって食肉を軟化させることを目的に利用が試みられている。

試料
●果実（パイナップル，キウイフルーツの2種類を使用）　●ひき肉　●1％ペプシン溶液

試薬
●1M塩酸　●ビュレット反応用試薬　●フェノール反応用試薬　●卵アルブミン原液（100 μg/mLを純水で適宜希釈）　●4％トリクロロ酢酸（TCA）

器具
ビーカー，試験管，メスピペット，乳鉢，乳棒，恒温水槽，分光光度計，遠心分離機，ガーゼ

計算
　　果実プロテアーゼによって食肉タンパク質から遊離したペプチドおよびアミノ酸量をプロテアーゼ活性から算出する。

　　果実のプロテアーゼ活性は，混合試料Aの吸光度からひき肉試料（対照C）と果肉試料（対照D）の吸光度を差し引いた吸光度とする。

　　ペプシンのプロテアーゼ活性は，混合試料Bの吸光度からひき肉試料（対照C）と1％ペプシン試料（対照E）の吸光度を差し引いた吸光度とする。

　　　　果実プロテアーゼ活性 ＝ 混合試料A − 対照C − 対照D（の各吸光度）
　　　　ペプシンのプロテアーゼ活性 ＝ 混合試料B − 対照C − 対照E（の各吸光度）

　　さらに，遊離ペプチド・アミノ酸標準溶液の検量線を用いて，果実プロテアーゼ活性で示された吸光度から，遊離したペプチドおよびアミノ酸量を求める。1％ペプシン溶液についても，同様に算出する。

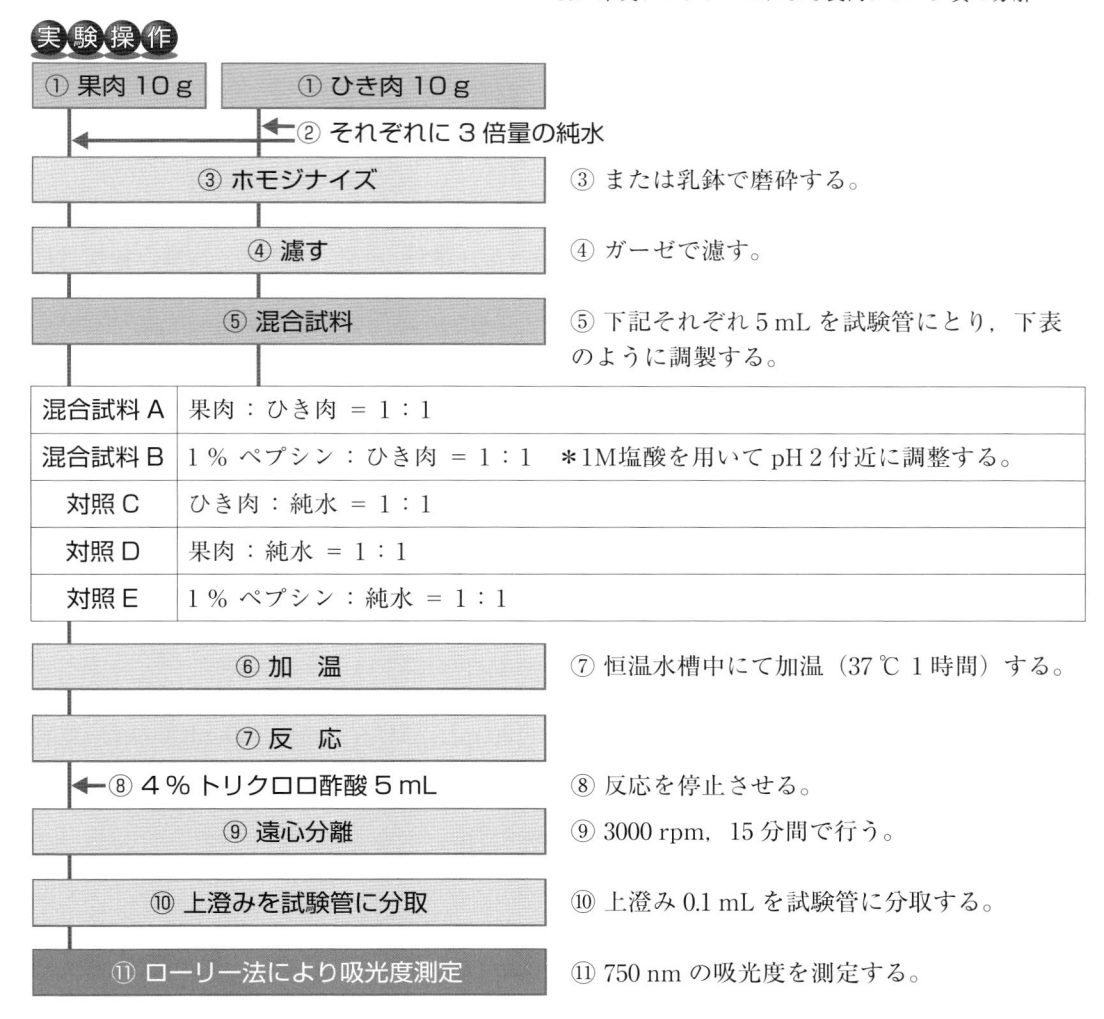

39. 果実プロテアーゼによる食肉タンパク質の分解

実験操作

```
① 果肉 10 g          ① ひき肉 10 g
       ← ② それぞれに3倍量の純水
   ③ ホモジナイズ        ③ または乳鉢で磨砕する。
   ④ 濾す              ④ ガーゼで濾す。
   ⑤ 混合試料           ⑤ 下記それぞれ 5 mL を試験管にとり，下表
                         のように調製する。
```

混合試料 A	果肉：ひき肉 = 1：1	
混合試料 B	1％ペプシン：ひき肉 = 1：1	＊1M塩酸を用いて pH 2 付近に調整する。
対照 C	ひき肉：純水 = 1：1	
対照 D	果肉：純水 = 1：1	
対照 E	1％ペプシン：純水 = 1：1	

```
   ⑥ 加　温            ⑦ 恒温水槽中にて加温（37℃ 1時間）する。
   ⑦ 反　応
       ← ⑧ 4％トリクロロ酢酸 5 mL
                        ⑧ 反応を停止させる。
   ⑨ 遠心分離           ⑨ 3000 rpm，15分間で行う。
   ⑩ 上澄みを試験管に分取  ⑩ 上澄み 0.1 mL を試験管に分取する。
   ⑪ ローリー法により吸光度測定  ⑪ 750 nm の吸光度を測定する。
```

COLUMN　プロテアーゼ

　プロテアーゼは，ペプチドあるいはタンパク質のペプチド結合を加水分解する酵素の総称である。プロテアーゼはその分解様式により，タンパク質内部のペプチド結合に作用する**エンドペプチダーゼ**と，末端から順次作用する**エキソペプチダーゼ**の2種類に分類される。ペプシンやパパインはエンドペプチダーゼ，ブロメラインはエキソペプチダーゼである。

Ⅳ 食品の品質・機能性に関する実験

40. 有機酸の定量

目的

中和滴定法（p.28 参照）を用いて，食品中の有機酸の定量を行う。本試験では，食酢，レモン果汁，ヨーグルト中の総有機酸量を，酢酸，・クエン酸，・乳酸の各相当量で求める。

原理

食品中の**遊離カルボン酸**を直接中和滴定して，総有機酸量を定量する。有機酸以外のアミノ酸など両性物質が存在する場合は総有機酸量に含まれる。

試料

●食酢，●レモン果汁，●ヨーグルト（プレーンヨーグルト，飲むヨーグルト）

試薬

●0.1 M 水酸化ナトリウム標準溶液（p.28 の中和滴定参照），●1.0 ％フェノールフタレイン指示薬

器具

メスフラスコ（100 mL），三角フラスコ（100 mL），ビーカー（100 mL），ホールピペット（10 mL），駒込ピペット（5 mL），レモン搾り器，ガーゼ

計算

【食酢，レモン果汁】

$$\text{酸 (g/100 mL)} = \frac{x \times F \times V}{S} \times \frac{100}{10} \times 100$$

x：0.1 M 水酸化ナトリウム 1 mL に相当する有機酸量 g
食酢：0.0060，レモン果汁：0.0064
F：0.1 M 水酸化ナトリウム標準溶液の力価
V：0.1 M 水酸化ナトリウム標準溶液の滴定値（mL）
S：試料採取質量（g）

【ヨーグルト】

$$\text{酸 (g/100 mL)} = \frac{x \times F \times V}{S} \times 100$$

x：0.1 M 水酸化ナトリウム 1 mL に相当する有機酸量 g
ヨーグルト：0.0090
F：0.1 M 水酸化ナトリウム標準溶液の力価
V：0.1 M 水酸化ナトリウム標準溶液の滴定値（mL）
S：試料採取質量（g）

課題

● 測定した食品中の酸度について，製品の表示値や『日本食品標準成分表』の成分値と比較しよう。

40. 有機酸の定量

実 験 操 作

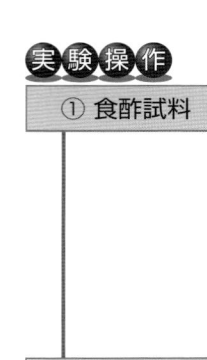

```
①食酢試料
            ②レモン果汁試料
③食酢試料 10 mL    ③レモン果汁試料 10 mL
  ←④ 1.0％フェノールフタレイン指示薬 2～3滴→
        ⑤ 滴 定
```

① 食酢1 gをメスフラスコ（100 mL）に計り取り，純水で100 mLに定容する。

② レモン搾り器で搾汁し，ロート上で二重にしたガーゼでろ過後，果汁10 gをメスフラスコ（100 mL）に計り取り，純水で100 mLに定容する。

③ 希釈試料10 mLを三角フラスコ（100 mL）に計り取る。

④ 0.1 M 水酸化ナトリウム標準溶液（力価既知）で滴定する。微赤色が30秒間持続した点を終点とする。

```
①ヨーグルト試料
  ←② 純水 10 mL
  ←③ 1.0％フェノールフタレイン指示薬 3～4滴
        ④ 滴 定
```

① ヨーグルト10 gを駒込ピペットでビーカー（100 mL）に計り取り，純水10 mLで希釈する。

③ 0.1 M 水酸化ナトリウム標準溶液（力価既知）で滴定する。微赤色が30秒間持続した点を終点とする。

【参考】

試 料	有機酸・分子量	価数	x：0.1 M NaOH 1 mLに相当する有機酸量 g
柑橘類	クエン酸 192 $CH_2COOH—C(OH)COOH—CH_2COOH$	3	0.0064
ぶどう	酒石酸 150 $COOH(CHOH)_2COOH$	2	0.0075
リンゴ	リンゴ酸 134 $HOOC—CH(OH)—CH_2—COOH$	2	0.0067
食 酢	酢酸 60 CH_3COOH	1	0.006
ヨーグルト	乳酸 90 $CH_3CHOHCOOH$	1	0.009

Ⅳ　食品の品質・機能性に関する実験

41. フォーリン・デニス法によるポリフェノールの定量

目的

　ベンゼンなどの芳香環に2個以上の水酸基（フェノール性水酸基）を有する化合物を総称して**ポリフェノール**という。健康増進に寄与するといわれている茶の**カテキン**，赤ワインの**プロアントシアニジン**，ブルーベリーの**アントシアニジン**などはこの仲間になる。

　食品に含まれるポリフェノール成分をフォーリン・デニス法に準じて比色定量する。

原理

　試料中に含まれるポリフェノールの還元性を利用した方法で，アルカリ性でリンタングステン酸とモリブデン酸の混合物が還元されて生じるリンモリブテン・ブルー（青色）を700〜770 nmで比色定量する。

　食品中の総ポリフェノールを測定する方法としては，ほかに酒石酸鉄吸光光度法，フォーリン・チオカルト法が知られている。**フォーリン・チオカルト法**は，フォーリン・デニス法と同じくフェノール試薬を用いた反応で，簡便に総ポリフェノール量を測定することができるため広く利用されている。

試料

　野菜・果実粉末（凍結乾燥の後，ミキサーで粉砕して粉末とする。）

試薬

　●80％および100％メタノール　●10％炭酸ナトリウム溶液　●フェノール試薬（フォーリン・デニス試薬）　●没食子酸標準溶液

器具

　メスフラスコ（100 mL），三角フラスコ（100 mL），試験管，試験管ミキサー，分光光度計，遠心分離機，遠沈管，振とう機

計算

　測定値より，没食子酸の検量線を作成し，各試料のポリフェノール量を求める。
　溶液100 mL当たりに含まれるポリフェノール含量（mg）が導きだされるので，以下の計算式より，試料100 gあたりのポリフェノール含量を算出する。

$$\text{ポリフェノール含量 (mg/100 g)} = A \times D \times \frac{V}{0.4} \times \frac{100}{S}$$

　A：検量線から求めた試料溶液のポリフェノール濃度（mg/試験管）
　D：希釈倍数（試料を希釈した場合はその倍数をかける，希釈なし＝1）
　V：定容量（＝100 mL）
　S：試料採取質量（g）

41. フォーリン・デニス法によるポリフェノールの定量

実験操作
●試料の調製

```
① 試料
 ← ② 80％メタノール 40 mL
③ 振とう（10分間）抽出
④ 遠心分離（3000 rpm, 5分間）
上澄み／⑤ 残渣
         ← 80％メタノール 40 mL
         撹拌（10分間）抽出
         遠心分離（3000 rpm, 5分間）
         上澄み
⑥ ろ過
⑦ 定容
```

●ポリフェノールの定量

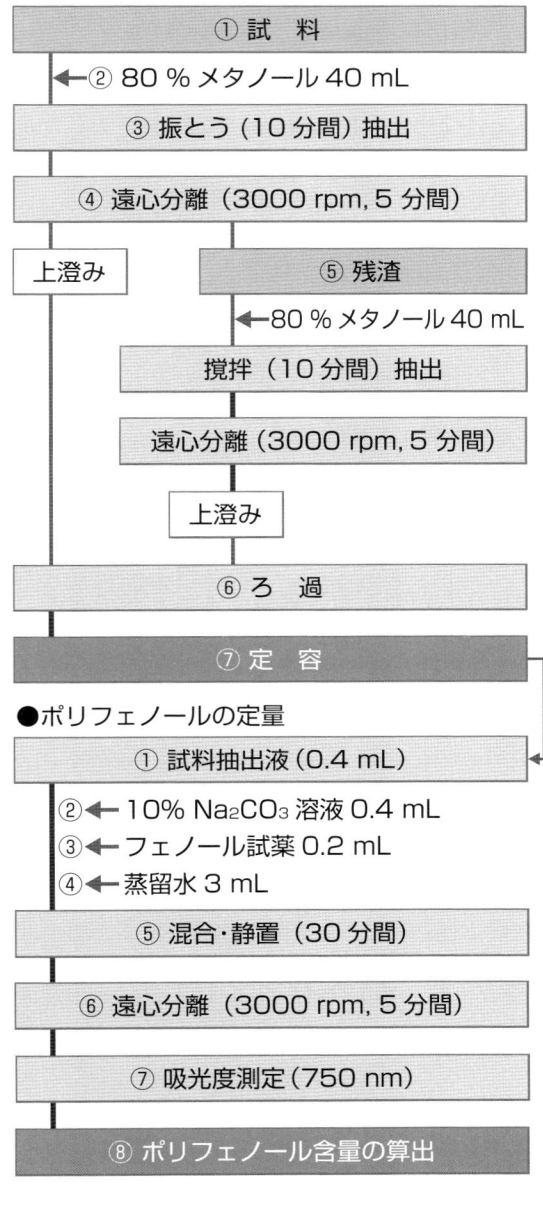

```
① 試料抽出液（0.4 mL）
② ← 10％ Na₂CO₃ 溶液 0.4 mL
③ ← フェノール試薬 0.2 mL
④ ← 蒸留水 3 mL
⑤ 混合・静置（30分間）
⑥ 遠心分離（3000 rpm, 5分間）
⑦ 吸光度測定（750 nm）
⑧ ポリフェノール含量の算出
```

① 野菜および果実を凍結乾燥し，磨砕して粉末とする。1～3 g を精秤し，三角フラスコに入れる。

④ 抽出液を遠心分離し，上澄みを回収。

⑤ 残渣に，②～④の操作を再び行う

＊生鮮物から試料を直接調製する場合は，ホモジナイズした試料 20 g に終濃度が 80％となるよう 100％メタノールを加えて 15 分間振とう抽出を行う。遠心分離（8000 g×15 分間）を行い，得られた上清をろ過する。各試料（上清）は必要に応じて 45℃で減圧濃縮する。

⑥ 得られた上澄みを先に回収した上澄み（操作④）と合わせ，ろ過する。

⑦ 80％メタノールを用いて，メスフラスコにて 100 mL に定容。

① 試験管に試料抽出液 0.4 mL 入れる。

＊検量線作成：下表を 0.4 mL ずつ試験管に入れ，②～⑧を行う。

没食子酸標準溶液（/100 mL）			
5 mg	10 mg	15 mg	20 mg

＊空試験：試料抽出液に替え，純水 0.4 mL で②～⑧を行う。

⑧ ポリフェノール定量において，フェノール試薬を添加して静置しておくと，溶液が白濁することがあるので必ず遠心分離後の上清を使用する。これは糖やタンパク質などが溶解できず析出してきたためと考えられる。

Ⅳ　食品の品質・機能性に関する実験

42. 抗酸化活性の測定（DPPH 消去活性）

目的

ラジカル発生剤である DPPH（1.1-diphenyl-2-picrylhydrazyl）によってラジカルを発生させ，比色法により抗酸化成分のラジカル消去活性を評価する。また，ポリフェノール定量の実験で調製した野菜や果実の抽出液のラジカル消去活性を調べ，ポリフェノール含有量との関連を学ぶ。

原理

食品成分のもつ抗酸化能を測定する方法として，**ラジカル消去能**を測定する方法がある。人工的に安定なラジカルを発生させ，抗酸化性物質のラジカル消去能を ESR（電子スピン共鳴測定）測定や比色法によって評価している。

DPPH は，内部に不対電子をもっているが，ここに抗酸化性物質（ラジカル消去物質（RH））がやってくると，不対電子（・）が取り除かれ，ラジカルではなくなる（他の物質を酸化しにくくなる）。DPPH の溶液は紫色であるが，ラジカルの消失により無色へと変化する。退色が強いほど抗酸化反応が進んだと理解することができる。

試料

緑茶，紅茶（茶葉 1 g を 100 mL の熱湯で 2 分間抽出したものをろ過する。）
＊野菜または果実類から調製した抽出液を試料とするとよい（p.128〜を参照）。

試薬

●L-アスコルビン酸（VC）標準溶液　●エタノール　●0.2 mM DPPH エタノール混液
（DPPH 溶液はエタノールに溶解するとすぐにラジカルを発生させるので，実験の直前に調製する。）

器具

試験管，ビーカー，メスシリンダー，メスフラスコ，ピペッター，スポイト，ガスバーナー，三脚，金網，試験管ミキサー，分光光度計

計算

$$\text{DPPH ラジカル消去活性（\%）} = \frac{\text{吸光度（コントロール）} - \text{吸光度（試料溶液）}}{\text{吸光度（コントロール）}}$$

＊吸光度（コントロール）：（コントロールの吸光度）−（コントロール空試験の吸光度）
＊吸光度（試料溶液）：（試料溶液の吸光度）−（試料空試験の吸光度）

42. 抗酸化活性の測定（DPPH消去活性）

実験操作

① 試料の希釈

① VC標準溶液をエタノールで希釈し，20，2，0.2 μg/mLの試料溶液を作成する。一方，緑茶および紅茶の抽出液は，エタノールで1/2000～1/200程度に希釈（0.5～5μL/mL）し，野菜または果物の抽出液は，エタノールで1/5～1/20程度に希釈（200～50μL/mL）し，それぞれ試料溶液とする。

② 試験管への分注（各3本）

② 表に従い，試験管に希釈した試料溶液およびエタノールを加え，さらにDPPH/エタノール混液を2mLずつ試験管に加える。

(mL)	コントロール空試験	コントロール	試料溶液空試験	試料溶液
希釈試料	—	—	2.0	2.0
エタノール	4.0	2.0	2.0	—
DPPH/エタノール混液	—	2.0	—	2.0

③ 撹拌・放置（30分間）

④ 吸光度測定（517nm）

③ よく撹拌した後，30分間室温で放置する（試験管1本を測定する時間を考慮し1分後に順次加えていく）。

⑤ ラジカル消去活性の算出

⑤ 計算式（前頁）を用いて，DPPHラジカル消去活性を計算する。

COLUMN　ラジカル（Radical）とは

不対電子をもつ原子や分子，イオンをいう。熱や光などの強いエネルギーによる電子の移動や化学結合の解裂などによって生成する。極めて不安定で反応性が高い。活性酸素は，ラジカルの一種であり，生体内では過酸化脂質の生成，タンパク質の変性，DNAの損傷などの有害な作用をひき起こす。老化や病気の発症の原因の一つとされる。

COLUMN　抗酸化能の評価

食品成分のもつ抗酸化能を測定する方法には，DPPH法以外にも，ロダン鉄法，TBARS（2-Thiobarbituric acid Reactive Substance）法などがある。それぞれの方法には特性があり，試料の抗酸化力をより厳密に評価したい場合は複数の方法を試して評価することが望ましい。

Ⅳ　食品の品質・機能性に関する実験

43. 牛乳の鮮度（アルコール凝固，乳酸酸度，pH）

目的

アルコール凝固，乳酸酸度，pH を指標として，市販牛乳の鮮度を調べる。

原理

食品衛生学上，市販牛乳の鮮度試験は重要である。

（1）**アルコール凝固**：古くなって酸度の上昇した牛乳では，アルコールの脱水作用により，カゼインが凝固する。この性質を利用して，凝固するかしないかで牛乳の鮮度を調べる。なお，新鮮な牛乳でも，カルシウム，マグネシウムに対するリン酸・クエン酸の比が正常でない塩類の平衡を失った異常乳，初乳，泌乳末期乳，乳房炎乳は，酸度と関係なくアルコールと反応して凝固する。

（2）**乳酸酸度**：牛乳の一定量を中和するのに必要なアルカリ量を測定し，アルカリと結合した酸性物質の全量を乳酸と仮定して，試料 100 g 当たりの酸度を乳酸量（重量%）とする。新鮮乳：0.14〜0.16 %（0.18 % 以下），初期腐敗乳：0.19〜0.20 %，腐敗乳：0.25 % 以上である。

（3）**pH**：牛乳の pH は一般に pH 6.4〜6.8 程度で，等電点は pH 4.6 で凝集する。pH メーターで測定すると，牛乳の油脂によりガラス電極が汚れるので，pH 試験紙で測定するほうが簡単である。牛乳ガラス棒で少量とり，pH 試験紙に付け，牛乳のにじんだ先の部分の色の変化で pH を測定する。

試料

市販牛乳

試薬

【アルコール凝固】●70%エタノール溶液

【乳酸酸度】●1%フェノールフタレイン溶液，●0.1 M 水酸化ナトリウム溶液

器具

【アルコール凝固】シャーレ（内径 40〜50 mm，高さ 10 mm）

【乳酸酸度】三角フラスコ（200 または 300 mL）

計算

$$乳酸\% = \frac{A \times F \times 0.009}{10 \times S} \times 100$$

A：0.1 M 水酸化ナトリウムの滴定値（mL）
F：0.1 M 水酸化ナトリウムの力価
0.1 M 水酸化ナトリウム 1 mL ＝ 0.009 g 乳酸
S：試料の採取質量（g）

43. 牛乳の鮮度（アルコール凝固，乳酸酸度，pH）

実験操作

●アルコール凝固

| ① 試料（牛乳） 2 mL |
| ← ② 70％エタノール溶液 2 mL |
| ③ 混和（5秒） |
| ④ 観 察 |

① 試料2 mLを計り取り，シャーレに入れる。

④ 凝固の有無を観察する。
判定は，（−），（±），（＋）と判定する。
＊白色か粒の凝固物を生じてはならない。

●乳酸酸度

| ① 試料（牛乳） 10 mL |
| ← ② 純水 10 mL |
| ← ② 1％フェノールフタレイン溶液 1～2滴 |
| ← ③ 1 M 水酸化ナトリウム溶液 |
| ④ 終 点 |

① 試料2 mLを計り取り，三角フラスコに入れる。

④ 30秒間紅色の消失しない点を終点とする。

【参考】　　　　　　　牛乳の成分規格

	乳脂肪分	無脂乳固形分	比重（15℃）	酸　度	細菌数（/mL）	大腸菌群
牛　乳	3.0％以上	8.0％以上	1.028～1.034	0.18％以下	5万以下	陰　性
特別牛乳	3.3％以上	8.5％以上	1.028～1.034	0.17％以下	3万以下	陰　性

COLUMN　牛乳の酸度

牛乳をアルカリで滴定すると，搾乳直後の新鮮乳で乳酸が含まない場合でも酸性反応する。これは，タンパク質（主にカゼイン）と酸性リン酸塩によるもので，自然酸度 Natural acidity という。牛乳が古くなり，乳酸菌が繁殖し乳酸が生成して酸度が上昇するものを発生酸度 Developed acidity という。自然酸度と発生酸度の和を全酸度 Total acidity といい，実用上牛乳の酸度は全酸度で示す。

Ⅳ 食品の品質・機能性に関する実験

44. 牛乳カゼイン（乳清・カード）の分離

目的

等電点を利用して，牛乳からカゼインを分離する。

原理

タンパク質は同一分子内に＋と－の電荷を持つ両性電解質で，溶液のpHによってその状態が変化する。＋と－の電荷が等しくなったときのpHを**等電点**といい，タンパク質の溶解度は最小となり，沈殿しやすくなる。

牛乳には約3％のタンパク質が含まれ，その主成分はカゼインと呼ばれるリンタンパク質であり，総タンパク質の80％を占めている。カゼインは酸性側pH 4.6付近に等電点をもつ。

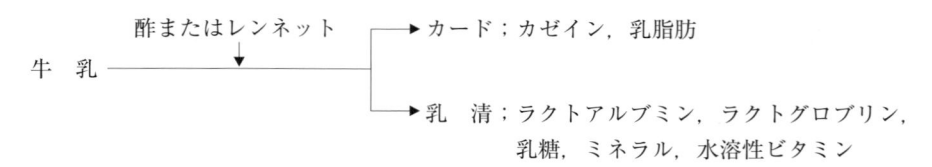

```
                酢またはレンネット    ┌─→ カード：カゼイン，乳脂肪
   牛　乳 ─────────────┤
                                    └─→ 乳　清：ラクトアルブミン，ラクトグロブリン，
                                                 乳糖，ミネラル，水溶性ビタミン
```

試料

●市販牛乳　●食酢

器具

ビーカー（100 mL，200 mL），試験管，湯煎鍋，温度計，pHメーターまたはpH試験紙，ガーゼ

観察

反応の結果を観察し，下記の表にまとめる。

	質量（g）	色	香り	ビューレット反応	pH
乳清（ホエー）					
カード（カッテージチーズ）					

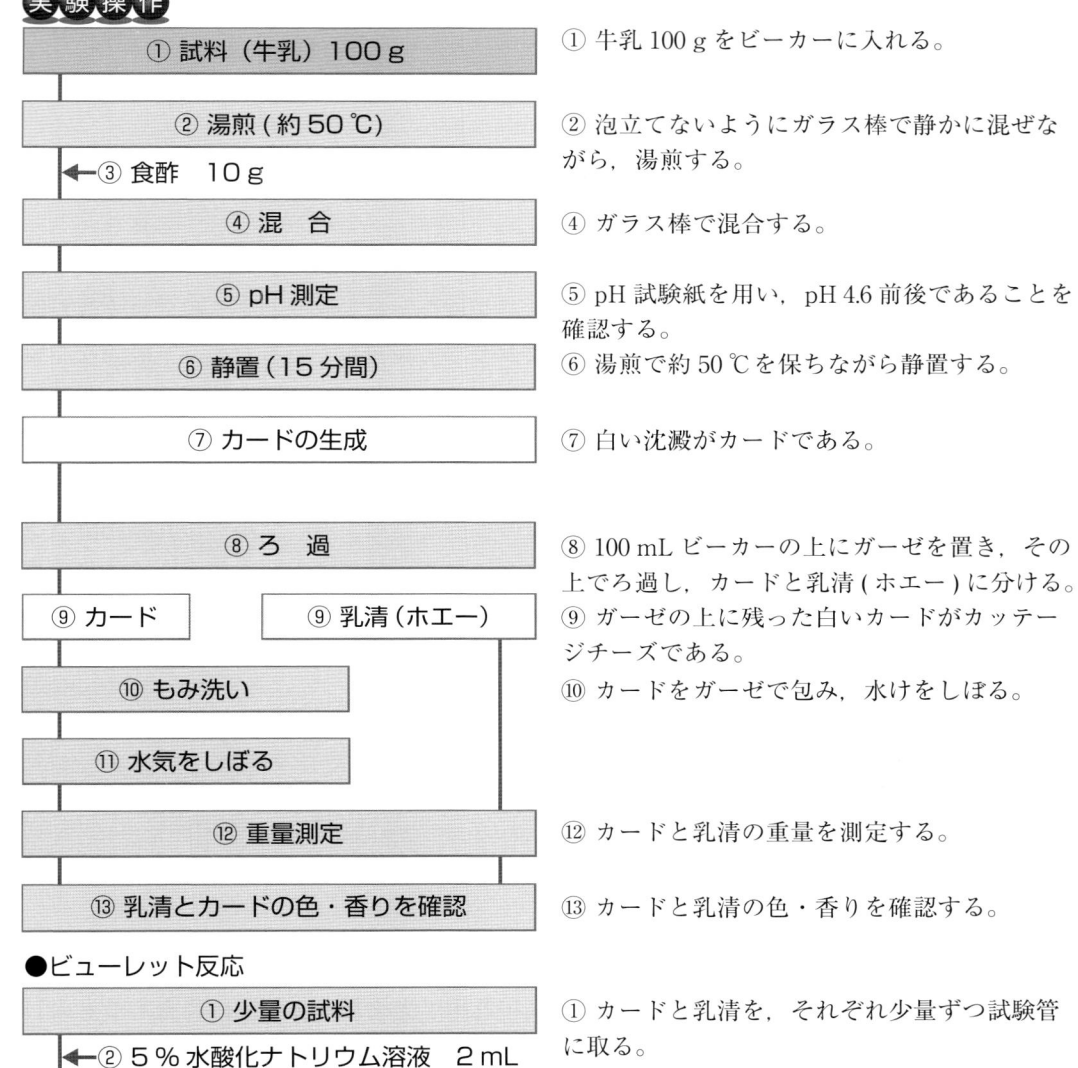

44. 牛乳カゼイン（乳清・カード）の分離

実験操作

- ① 試料（牛乳）100 g
- ② 湯煎（約50℃）
- ← ③ 食酢 10 g
- ④ 混合
- ⑤ pH測定
- ⑥ 静置（15分間）
- ⑦ カードの生成
- ⑧ ろ過
- ⑨ カード ／ ⑨ 乳清（ホエー）
- ⑩ もみ洗い
- ⑪ 水気をしぼる
- ⑫ 重量測定
- ⑬ 乳清とカードの色・香りを確認

●ビューレット反応
- ① 少量の試料
- ← ② 5％水酸化ナトリウム溶液 2 mL
- ← ③ 1％硫酸銅溶液 数滴
- ④ 混合
- ⑤ 紫〜青紫色に呈する

① 牛乳100 gをビーカーに入れる。

② 泡立てないようにガラス棒で静かに混ぜながら、湯煎する。

④ ガラス棒で混合する。

⑤ pH試験紙を用い、pH 4.6前後であることを確認する。
⑥ 湯煎で約50℃を保ちながら静置する。

⑦ 白い沈澱がカードである。

⑧ 100 mLビーカーの上にガーゼを置き、その上でろ過し、カードと乳清(ホエー)に分ける。
⑨ ガーゼの上に残った白いカードがカッテージチーズである。
⑩ カードをガーゼで包み、水けをしぼる。

⑫ カードと乳清の重量を測定する。

⑬ カードと乳清の色・香りを確認する。

① カードと乳清を、それぞれ少量ずつ試験管に取る。

Ⅳ 食品の品質・機能性に関する実験

45. 牛乳中の乳脂肪測定

目的

「乳及び乳製品の成分規格等に関する省令（乳等省令）」で採用されている**ゲルベル法**の手法について理解する。

原理

牛乳の乳脂肪は，カゼインやホエータンパク質などを主成分とする膜で包まれた脂肪球として存在し，**水中油滴型エマルション**として存在しているため，一般的な脂質測定法であるジエチルエーテルによる抽出法（ソックスレー法）を適用することはできない。

ゲルベル法により，硫酸で脂肪球を分解し脂質を遊離させた後，遠心分離でアミルアルコールと一緒に上層に浮いてくる脂質の容量を測定する。**ゲルベル乳脂肪計（ブチロメーター）** などの専用器具を用いることにより，目盛読み取り値がそのまま重量％となるように工夫されている。

乳脂肪を測定する方法としては，ほかに**バブコック法**，アルカリで脂肪球を破壊する**レーゼ・ゴットリーブ法**がある。

試料

●牛乳（乳脂肪 3.0％以上）　●低脂肪牛乳（乳脂肪分 1.5％以下 0.5％以上）

試薬

●90〜91％硫酸（比重；1.820〜1.825, 15℃）　●特級 3-メチル-1-ブタノール（n-アミルアルコール）（比重；0.815, 25℃）

器具

ホールピペット（1 mL, 10 mL, 11 mL〔牛乳用：先端部が広い開口径をもつもの〕）安全ピペッター，恒温水槽，ゲルベル乳脂肪計用遠心分離機，ゲルベル乳脂肪計（ブチロメーター）およびゴム栓，挿入棒

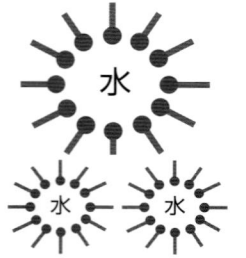

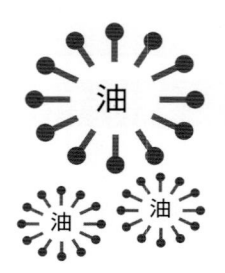

●：親水基
―：疎水基
●―：乳化剤

図　油中水滴（W/O）型エマルション模式図（左）
　　水中油滴（O/W）型エマルション模式図（右）

45. 牛乳中の乳脂肪測定

実験操作

① 約15℃にした 90～91％硫酸（10 mL）
↓
乳脂肪計
↓
② 約15℃にした試料　11 mL
↓
③ 3-メチル-1-ブタノール　1 mL
↓
④ 乳脂肪計の開口部にゴム栓をはめる
↓
⑤ カード（固形物）混合
↓
⑥ 目盛部を褐色の液で満たす
↓
⑦ 紫褐色の均一溶液にする
↓
⑧ 保温（15分）・抽出
↓
⑨ 遠心分離
↓
⑩ 保温（5分間）
↓
⑪ 乳脂肪計取り出し, 目盛を読み取る

② 試料を管壁に沿って静かに注ぎ，硫酸の上に重ねる。
③ 管壁に沿って静かに注ぎ，牛乳の上に重ねる。
④ 挿入棒でゴム栓を伸長させ，開口部にしっかりとはめる。
⑤ 乳脂肪計を横にし，目盛部の硫酸が混入しないように太い部分を軽く上下させ，混合する。
⑥ 目盛部を上にし硫酸を流下させた後，太い部分を上にして目盛部を褐色の液で満たす。
⑦ 上記⑤，⑥の操作を繰り返す。
⑧ 60～65℃の恒温水槽中で15分間保温抽出。
⑨ 専用遠心機にて700～1,000 rpm（350±50 g），5分間，分離。比重差により脂肪が分離する。
⑩ 60～65℃の恒温水槽中で，5分間保温。保温により，溶液の温度を一定にする。
⑪ 温度が下がらないうちに透明部分の上下の目盛）を素早く読み取る。上下の目盛差が乳脂肪の重量％となる。

留意点・操作のポイント

① 試料，試薬は 15～20℃にし，試料注入時の発熱の影響を抑制する。
② 試料は静かに注ぐ。発熱により境界面が褐色になると値が不正確になる。
④ 乳脂肪計が破損する場合があるので，厚手の布などで乳脂計をしっかり握る。
④ 測定時に透明な脂肪柱の上部，下部のメニスカスは，必ず目盛の刻まれた範囲内になければならない。予測される脂肪量を考慮し，ゴム栓の挿入量を調整する。
⑤ 硫酸との混合は発熱を伴うため軍手で乳脂肪計を握り，最初はゆっくりと混合する。
⑦ カードなどの固形物が完全になくなり，均一な色調になることが重要。
⑫ 専用乳脂肪計は，60～65℃の比重をもとに目盛りが刻まれている。
⑫ 目盛部分の脂肪柱（脂肪＋アミルアルコール）の外観は次の通りでなければならない。
　・上部メニスカス：正常な凹面　　・下部境界線：ほぼ水平
　・色：黄金色ないしは琥珀色で透明　・固まり，濁り，浮遊物がない

Ⅳ 食品の品質・機能性に関する実験

46. 油脂の乳化に関する観察

目的
天然の乳化剤である卵黄を用いて乳化現象を観察し，その効果を理解する。生クリームのエマルション型が変化する相転移（転相）を行い，エマルションの型がどう変化したかを理解する。

原理
水と油のように本来混じり合わない2種類の液体のうち，一方が微粒子となってもう一方の液体の中に分散した状態を**乳化**（乳化したものを**エマルション**）という。乳化には，分子内に親水基と疎水基をもつ**乳化剤**が必要である。エマルションには油が水の中に分散した**水中油滴（O/W）型**と水が油の中に分散した**油中水滴（W/O）型**がある（p.136 参照）。

試料
●なたね油　●卵黄　●大豆レシチン　●生クリーム　●液体洗剤　●2％食塩水

器具
試験管，試験管ミキサー，駒込ピペット（1 mL），恒温水槽，スライドガラス，ペットボトル，つまようじ

計算
実験1：A～Eの試験管において撹拌後2層に分離し，元に戻るまでの時間（分）を測定し，表にまとめる。

実験2：生クリームの相転移でできたバター塊の重量（g）を $W_1 - W_0$ から求め，相転移前後のエマルション型を判定する。

課題
● 乳化における卵黄とレシチンの効果，エマルションの安定性に及ぼす温度の影響を考察しなさい。

● 水中油滴型と油中水滴型エマルションである食品例をあげなさい。

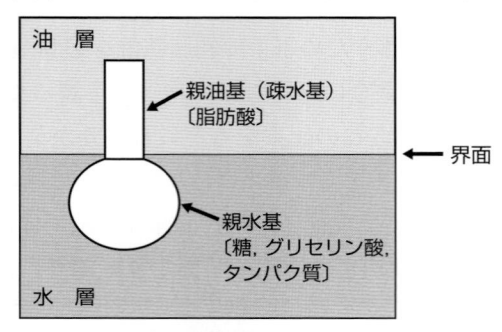

図　乳化剤の模式構造

46. 油脂の乳化に関する観察

実 験 操 作

乳化現象の観察

① 試験管5本（A～E）

② なたね油2mL・蒸留水4mL　　② 各試験管に駒込ピペットで入れる。

③ 撹拌（30秒）後，静置（10分間）　　③ 撹拌には試験管振とう機を用いる。

④ 油と水の境界に線引き

試験管A	卵黄 0.5mL　＊駒込ピペットを用いる
試験管B	恒温水槽で加温（50℃，10分）後，卵黄 0.5mL
試験管C	レシチン 0.5mL
試験管D	液体洗剤 0.5mL
試験管E	なし（対照）

⑤ 撹拌（30秒）後，静置（10分間）　　⑤ 撹拌には試験管振とう機を用いる。

⑥ 乳化状態の観察　　⑥ 静置後2層に分離する。先に引いた水と油の境界線とほぼ同じになるまでの時間（分）を記録する。

生クリームの相転移とエマルション型の判定

① 空のペットボトル

② 重量測定（W_0）

③ 氷冷した生クリーム50g

④ 2％食塩水10g　　④ 加えた後，ペットボトルのキャップをする。

⑤ チャーニングし，バター塊を形成　　⑤ 手で激しく振とう・撹拌し，脂肪球同士を結合させる（チャーニングという）。

⑥ 液体を除去

⑦ 振とう後のペットボトルの重量測定（W_1）　　⑦ バター塊ができたら，ペットボトルを傾けて，液体を取り除く。

⑧ 2枚のスライドガラスを用意

⑨ 端に水1滴，もう一方の端になたね油1滴をのせる

⑩ 生クリームとできたバター塊をつまようじで取り，水滴・油滴と混ぜ合わせる

⑪ エマルション型の判定　　＊エマルション型の判定は水中油滴型であれば水滴と混じり，油滴と混じらない。油中水滴型であれば油滴と混じり，水滴と混じらない。

Ⅳ　食品の品質・機能性に関する実験

47. 油脂エマルション（W/O，O/W）型の確認

目的
　エマルションの生成および安定性におよぼす**乳化剤（レシチン）**の影響を観察する。また，簡易法によるエマルション型の判定を行う。

試料
●卵黄（室温に戻し，実験前によく混合する。）　●成分無調整豆乳（室温）　●サラダ油
●牛乳　●マヨネーズ　●マーガリン（加温溶融し，検査直前にタッチミキサーで撹拌乳化）

器具
試験管，ホールピペット（5 mL），パスツールピペット，駒込ピペット（1 mL），恒温水槽，スライドグラス（3枚），ミキサー

COLUMN　エマルション

　エマルションの乳化状態を安定的に形成させる機能をもつ物質を**乳化剤**といい，同一分子内に親油部と親水部を持つ構造である（p.138の図参照）。**油中水滴（W/O）型エマルション**は，乳化剤の親水部で水滴を保護し親油部で油中に分散している状態で，マーガリンやバターが代表例である。**水中油滴（O/W）型エマルション**は，乳化剤の親油部で油滴を保護し親水部で水中に分散している状態で，マヨネーズや牛乳が該当する。乳化剤の選択，油脂/水の混合割合，撹拌条件により，W/O/W型，O/W/O型の複合エマルションも可能で，植物油を原料とするコーヒー用フレッシュなどで利用されている。

47. 油脂エマルション(W/O, O/W)型の確認

実験操作
●乳化実験

① 純水 5.0 mL とサラダ油 2.5 mL
② 1 分間撹拌・乳化
③ 純水 5.0 mL に卵黄 0.5 mL
④ 軽く撹拌・乳化
⑤ サラダ油 2.5 mL
⑥ 1 分間撹拌・乳化
⑦ 豆乳 5.0 mL とサラダ油 2.5 mL
⑧ 1 分間撹拌・乳化
⑨ 純水 5.0 mL とサラダ油 2.5 mL
⑩ 加温(50℃, 5 分間)
⑪ 卵黄 0.5mL
⑫ 1 分間撹拌・乳化
⑬ 浸 漬
⑭ 静 置
⑮ エマルションの安定性(液相の分離時間)を観察

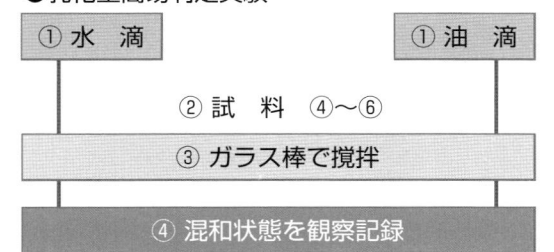

●乳化型簡易判定実験
① 水 滴　　① 油 滴
② 試 料 ④〜⑥
③ ガラス棒で撹拌
④ 混和状態を観察記録

①・③・⑦・⑨各試料を試験管 A〜D に計り入れる。

＊撹拌にはタッチミキサーを用いる。

＊加温には恒温水槽を用いる。

操作のポイント
○ タッチミキサーでの撹拌乳化条件(時間，強さ)をできるだけ揃えることにより，得られる結果がはっきりとする。

⑬ 50℃恒温水槽に浸漬する。

⑮ 卵黄，豆乳，温度の影響を記録する。

① スライドグラスの両端から 2 cm のところに，水滴，油滴を作る。
② 水滴，油滴の上にパスツールピペットで，牛乳，マヨネーズ，加熱溶融したマーガリンを各 1 滴のせる。
④ O/W 型：水と混ざり，油とは混じらない。
　 W/O 型：油と混ざり，水とは混じらない。

IV-2　色素に関する実験の概要

　食品に存在する色素成分は，食品の二次機能（嗜好性）や三次機能（機能性）に大きく寄与している。食品の色素には，植物性食品に含有される**ポリフェノール類**，**カロテノイド**，**クロロフィル**，**アントシアン**，**フラボノイド**，動物性食品に含有される**ヘム色素**などがある（下記の表参照）。

　食品の色は不安定で分解されやすく，加工，調理および時間の経過に伴って**変色**するという特性をもっている。したがって，食品の色は，鮮度や品質を判断する貴重な情報源として，人びとの暮らしに利用されてきた。最近では食品の色がもつ機能性が注目されている。例えば，トマトに多い赤色のリコペン，柑橘類に含まれる橙色のβ-クリプトキサンチン，紅茶のテアフラビン，ターメリックに含まれる黄色色素のクルクミンなどには**抗酸化機能**があることが明らかとなっている。

　色素に関する実験の項目では，茶，野菜類，柑橘類および食肉を試料とし，色素の抽出，分離，観察および確認を行い，各々の色素成分の特徴について学ぶ。また，自然界に広く存在する色素について理解を深める。

表　色素と食品

ポリフェノール類	フラボノイド系：アントシアニン類，イソフラボン類，フラボノール類，フラボン類，フラバン類，カテキン類，フェニルプロパノイド系：カフェ酸
カロテノイド（黄～赤色）	カロテン類：α-，β-カロテン：にんじん，かぼちゃ，リコペン：すいか，トマト，キサントフィル類：ルテイン：茎葉，カプサンチン：とうがらし，アスタキサンチン：さけ，えび，かに
クロロフィル（緑色）	緑葉
アントシアン（赤紫，紫，青色）	ナスニン：なす，シソニン：しそ，シアニン：赤かぶ，紫キャベツ
フラボノイド（無色～淡黄色）	ルチン：アスパラガス，トマト，ケルセチン：たまねぎ
ヘム色素（赤褐色）	ヘモグロビン，ミオグロビン：食肉，赤身魚肉

48. ヘム色素の加熱変化

目的
中心に鉄イオンが結合した**ポルフィリン環構造**をもつヘム色素の加熱による変化および硝酸，亜硝酸，アスコルビン酸の影響について観察する。

原理
動物性色素は，畜肉，魚肉のミオグロビン，血液のヘモグロビンなどヘムとタンパク質が結合したヘムタンパク質である。ヘムとタンパク質のグロビンと結合したものを**ヘム色素**と呼ぶ。肉の加工，調理の過程で加熱の影響により変色が起きる。

試料
ブタ赤身ひき肉（10 g を乳鉢にとり，純水を加えて磨りつぶし，圧搾して肉汁を採取する。）

試薬
- 亜硝酸ナトリウム
- 5％アスコルビン酸

器具
試験管，ガーゼ，駒込ピペット（5 mL），乳鉢

実験操作
●肉の色の変化

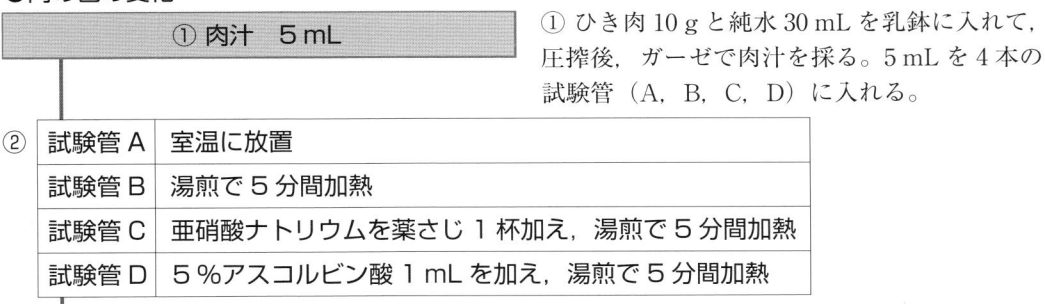

① 肉汁 5 mL

① ひき肉 10 g と純水 30 mL を乳鉢に入れて，圧搾後，ガーゼで肉汁を採る。5 mL を 4 本の試験管（A，B，C，D）に入れる。

②
試験管A	室温に放置
試験管B	湯煎で5分間加熱
試験管C	亜硝酸ナトリウムを薬さじ1杯加え，湯煎で5分間加熱
試験管D	5％アスコルビン酸1 mLを加え，湯煎で5分間加熱

③ 様子を確認し，色の変化を観察

【参考】肉色素の化学変化

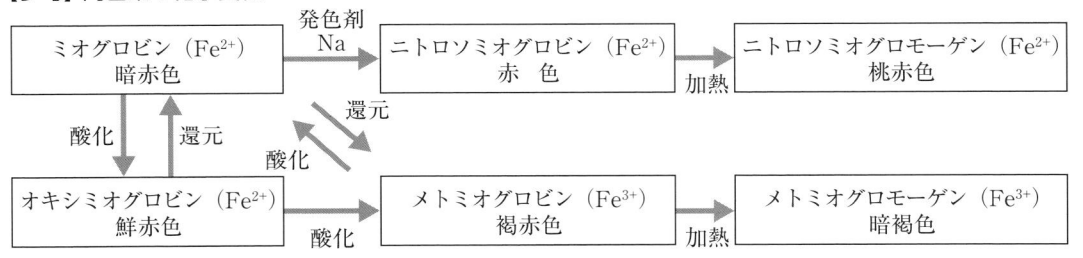

```
ミオグロビン($Fe^{2+}$)  ─発色剤Na→  ニトロソミオグロビン($Fe^{2+}$)  ─加熱→  ニトロソミオグロモーゲン($Fe^{2+}$)
暗赤色                                 赤色                                    桃赤色
  │↑                                    ↑↓
  ││                                    還元
 酸化 還元                              酸化
  ↓│
オキシミオグロビン($Fe^{2+}$)  ─酸化→  メトミオグロビン($Fe^{3+}$)  ─加熱→  メトミオグロモーゲン($Fe^{3+}$)
鮮赤色                                  褐赤色                                 暗褐色
```

Ⅳ 食品の品質・機能性に関する実験

49. タンニンの定量

●目●的
茶に含まれるタンニン（ポリフェノール）を比色定量する。

●原●理
タンニンは，果実，野菜，茶などの植物に広く存在し，渋味を与え褐変の原因となる**ポリフェノール化合物**である。茶のタンニンはカテキンの誘導体で，6種のカテキンが存在し，エピガロカテキンガレートが最も多い。タンニンの水溶液は酒石酸鉄と呈色反応を示し，比色定量が可能である。

図 没食子酸エチル，カテキン，ガロカテキンの構造

●試●料
茶葉（粉砕したもの）

●試●薬
● 酒石酸鉄試薬（硫酸第一鉄 100 mg と酒石酸カリウムナトリウム 500 mg を純水に溶かして 100 mL としたもの。測定日ごとに調製）　● リン酸塩緩衝液（M/15 リン酸水素二ナトリウム溶液：M/15 リン酸二水素カリウム溶液＝84：16 の割合で混合し，pH を 7.5 に調整）
● 没食子酸エチル標準溶液（5.0，10.0，15.0，20.0 mg/100 mL）

●器●具
メスフラスコ（100 mL），三角フラスコ（100 mL），ビーカー（100 mL），試験管，ホールピペット（2 mL），メスピペット（10 mL），ロート，湯煎鍋，分光光度計

●計●算

$$\text{茶葉中のタンニン含有量\%} = \frac{1.5 \times A}{S} \times \frac{1}{1000} \times 100$$

1.5：没食子酸エチル 1 mg に相当する吸光度を示すのに要するタンニンの質量（mg）
A：検量線から求めた没食子酸エチル量（mg）
S：試料の採取質量（g）

●課●題
● 品種の違いによりタンニン含有量に差がある（品種間差）ことを考察しよう。

49. タンニンの定量

実験操作

●抽出と試料液の調製

① 粉砕した茶葉　0.1 g	① 0.1 g 前後を三角フラスコに計り取る。正確な重量を記録する。
← ② 熱水　50〜60 mL	
③ 加熱（10分）	③ 試験管ばさみで三角フラスコを挟んで湯浴中に入れ，熱水抽出する。
④ 冷　却	④ 常温に冷却
⑤ メスフラスコ（100 mL）に定容	⑤ 定量的に 100 mL メスフラスコに移し定容する。
⑥ ろ　過	⑥ ひだ折りろ紙を用いる。

●反応と吸光度の測定

⑦ 試料ろ液　2 mL	⑦ ホールピペットで試験管にとる。
← ⑧ 酒石酸鉄試薬　2 mL	⑧ ホールピペットで試験管に加え混和する。
← ⑨ リン酸緩衝液　6 mL	⑨ メスピペットで加え混和する。
⑩ 室温で静置（5 分間）	
⑪ 吸光度測定（540 nm）	⑪ 分光光度計で吸光度を測定する。
⑫ 検量線の作成	

＊検量線作成：試料ろ液に替え，各濃度の標準溶液で⑧〜⑫の操作を行う。

Ⅳ　食品の品質・機能性に関する実験

50. カロテノイド，クロロフィルの分離

目的
代表的な緑黄色野菜であるホウレンソウからカロテノイドとクロロフィルを抽出して，それらを分離すると同時に総カロテン量を定量する。

原理
クロロフィルやカロテノイドは，有機溶媒に可溶性であることを利用して抽出し，カラムクロマトグラフィーと薄層クロマトグラフィーを用いて分離する。

試料
ホウレンソウ

試薬
●クロロホルム　●メタノール　●無水硫酸ナトリウム　●n-ヘキサン　●酢酸エチル
●活性アルミナ　●薄層板（HPTLC：シリカゲル）

器具
ナス型フラスコ（100 mL），三角フラスコ，乳鉢，乳棒，ロート，ロート台，展開槽，エバポレーター，カラム管（φ1 cm×10 cm 程度，ストップコック付き），分光光度計

計算
β-カロテンの吸光係数 E（1％，1 cm）= 2,592（溶媒：ヘキサン）を用いて次式により試料中の含量を求める。

$$試料中の総カロテン (mg/100\,g) = A \times (1{,}000/2{,}592) \times (V/S) \times N$$

　　A：試験溶液の吸光度　　V：定容量　　N：希釈率　　S：試料採取質量（g）

COLUMN　カロテノイドの働き

自然界には約600種類のカロテンが存在しているが，普段，私たちが食事から摂取しているのは50から60種類程度である。カロテノイドの中には，α-カロテン，β-カロテン，β-クリプトキサンチンのように小腸でビタミンAに変換されるプロビタミンA効力を持つものもある。一方，その抗酸化力が注目され生活習慣病の予防にも期待されている。このうち，トマトの赤色として知られるリコペンは，ビタミンA効力は全くないが，抗酸化力はビタミンEの100倍とされている。最近の研究では，リコペンを肥満マウスに与えるとアディポネクチンといわれる脂肪細胞で生合成されるサイトカインの一種で，糖尿病・動脈硬化の予防・改善作用を持つ物質が血中で増加することからメタボリックシンドロームに有用ではないかという新たなカロテノイドの働きに関する研究が注目されている。

50. カロテノイド，クロロフィルの分離

実験操作

① 試料（2 g：葉のみ）
② 磨砕
③ CM混液（2：1）20 mL
④ 綿栓ろ過
⑤ 純水（20 mL）
⑥ 激しく上下に振とう
⑦ 静置
⑧ CM相（下層）を分取
⑨ 無水硫酸ナトリウム（5 g）
⑩ 撹拌後，静置（5分間程度）
⑪ ろ過
⑫ 濃縮乾固
⑬ ヘキサン（2 mL）
⑭ 溶解（試料）
⑮ 試料（1.0 mL）をアルミナカラムに添加
⑯ 展開
・ヘキサン 10 mL
・ヘキサン：酢酸エチル ＝ 10：1（10 mL）
・ヘキサン：酢酸エチル ＝ 1：1（10 mL）
⑰ 濃縮後ヘキサンに再溶解
⑱ 吸光度測定（453 nm）
⑲ TLCで展開
・ヘキサン：酢酸エチル ＝ 10：1（5 cm程度）
⑳ カロテン，クロロフィルを同定

① ホウレンソウの葉部2 gを計り取り，はさみで刻む。
② 乳鉢に入れ，海砂（薬サジ2杯）で磨砕する。
③ クロロフォルム：メタノール(2：1)混液を加えて，さらに磨砕する。
④ ロートに脱脂綿を詰め分液ロートにろ過し，ロート上の残さを少量（10 mL）のクロロホルムで洗う。
⑤ 分液ロートに20 mLの純水を加える。
⑥ 倒立させ激しく上下に振とうする。（分液ロートの栓を手のひらで押さえ，栓が抜けないようにする。最初の5〜6回軽く振り，コックを開けてガスを抜く。）
⑦ 1分程振とうしたらロート台に置き，上層と下層が分離するまで静置する。
⑧ 三角フラスコに分取する。
⑨ 脱水のために加える。
⑩ 無水硫酸ナトリウムがサラサラの状態であること。
⑪ ロートにヒダ折ろ紙を装着し，ナス型フラスコにろ過（少量のクロロホルムで洗い込む）。
⑫ エバポレーターで濃縮乾固する。
⑬ ヘキサンで再溶解する。

＊活性アルミナをヘキサンに懸濁させカラム管に流し込みアルミナカラムを調製する。

⑳ 最初に溶出する黄色液の画分がカロテンであるのでこれを分取する。
⑰ 小試験管に分画して行う。
⑱ 分取したカロテン画分の吸光度を分光光度計で測定する。

Ⅳ 食品の品質・機能性に関する実験

51. アントシアニン色素の色調変化

目的

紫キャベツよりアントシアニン色素を抽出し，その色調におよぼすpH，金属イオンの影響を確認する。

原理

アントシアニン色素は，2つのベンゼン環（A環，B環）を炭素原子3個からなるC環で結合したC_6—C_3—C_6骨格をもち，水酸基誘導体およびその配糖体の総称で，広義にはフラボノイド色素に含まれる。C環の3位，A環の5，7位につく糖の種類やB環の水酸基置換数により，多彩な色調を発現する。

pHによる色調変化は，C環1位の酸素およびB環3′あるいは4′位の酸素の電子状態で決まる。酸性下ではC環1位酸素はオキソニウムイオンとして＋電荷をもち赤色に，アルカリ性下ではB環酸素は－電荷をもつため共役型二重結合数が増加し，青色となる。金属イオンは2分子のアントシアニン色素のB環の水酸基と錯体を形成し色調を安定化させる。

酸性（赤） ⇌ 中性（紫） ⇌ アルカリ性（青）
図 アントシアニン色素

試料

● 紫キャベツ（主脈を除いた生葉）

試薬

● 1Mクエン酸水溶液　● 1M炭酸水素ナトリウム水溶液　● 0.1%焼ミョウバン　● 0.1%塩化鉄

器具

ビーカー（200 mL），試験管，駒込ピペット（1 mL），pHメーターまたはpH試験紙

課題

● 実験操作⑩⑭で発生した気泡は何かを考えよう。
● 炭酸水素酸ナトリウム（重曹）の食品添加物としての用途を調べよう。
● ナスの漬物，煮豆（黒豆）の調理法を調べよう。
● 色素抽出後の葉の色を確認しよう（外葉では，クロロフィルの緑色が認められる）。

51. アントシアニン色素の色調変化

実験操作

① 紫キャベツ約 25 g
　← ② 純水　100 mL
③ 加熱（10分間）
④ 冷却（室温まで）
⑤ 色素抽出液

試験管	A 空試験	B	C	D	E	F
⑥ 色素抽出液	5 mL	5 mL	5 mL	5 mL	5 mL	5 mL
⑦ クエン酸水溶液	—	数滴〜0.5 mL	数滴〜0.5 mL	—	—	—
⑧ 炭酸水素酸ナトリウム水溶液	—	—	—	数滴〜0.5 mL	数滴〜0.5 mL	数滴〜0.5 mL

⑨ 色調変化を観察

⑩ 加熱

⑪ 色調を比較観察

| ⑫ クエン酸水溶液 | — | — | — | 数滴〜1.0 mL | — | — |
| ⑬ 炭酸水素酸ナトリウム水溶液 | — | 数滴〜1.0 mL | — | — | — | — |

⑭ 色調変化を観察

⑮ pH 測定

⑯ 冷　却

試験管	G ブランク	H	I
⑰ 色素抽出液	5 mL	5 mL	5 mL
⑱ 塩化鉄溶液	—	1〜2滴	—
⑲ 焼ミョウバン溶液	—	—	1〜2滴

⑳ 色調を比較

① 約 2 cm 角に千切り，ビーカーに計り入れる。

③ 沸騰湯浴中で加熱し，ガラス棒で時々撹拌する。

⑥ 駒込ピペットで分注する。

⑦・⑧ 添加量合計 0.5 mL まで繰り返す。

⑩ 湯浴中で微細な泡の発生がなくなるまで加熱。

⑪ A・E・F の色調を比較観察。

⑫・⑬ 添加量合計 1.0 mL まで繰り返し，撹拌。

⑭ 気泡発生の有無を観察し，記録。

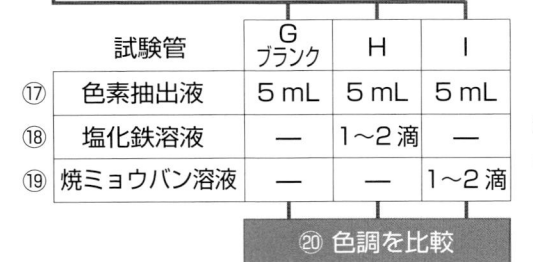

⑮ 万能 pH 試験紙を用いる。

⑱ 塩化鉄溶液を入れ過ぎると黄色となるので注意する。

Ⅳ 食品の品質・機能性に関する実験

52. フラボノイド色素の抽出と呈色反応

目的

レモン中のフラボノイド色素の性質を知るとともに，リンゴ中のポリフェノール類がポリフェノールオキシダーゼの作用により酸化する酵素的褐変について考察する。

原理

柑橘類に多いフラボノイド色素（無色～淡黄色）は，植物性食品に含まれるポリフェノール化合物のひとつである。外観から存在を感知することは難しく，抽出液をアルカリ性にすると，濃い黄色～橙黄黄色に変化し検出することができる。フラボノイドは多くの場合，ベンゼン環に水酸基を有し，ポリフェノールとして塩化鉄反応を呈する。つまり，**錯塩**（金属と非金属の原子が結合した構造を持つ化合物）を形成して，青・紫・褐色混合色を呈する。この反応を用いて，食品から検出する。

リンゴを切断すると，組織の破壊により細胞中の酸化酵素である**ポリフェノールオキシダーゼ**がポリフェノール類と作用し，酸化してキノンを作り，重合して**メラニン**が生成する。この一連の反応を酵素的褐変という。ここでは，この褐変を防止する方法を検証する。

試料

● レモン　● リンゴ

試薬

● 1%食塩水（A）　● レモン汁（B）　● 1%酢酸溶液（C）　● 1%炭酸ナトリウム溶液（D）　● 1%塩化鉄（Ⅲ）溶液（E）　● 純水

器具

三角フラスコ，ビーカー，試験管，試験管ミキサー，メスシリンダー（100 mL），マイクロピペット，三脚，金網薬さじ，ろ紙（No.1），ロート，ガスバーナー，電子天秤，温度計，pHメーターまたはpH試験紙，おろし金，タイマー，軍手

課題

【フラボノイド色素】
● 色調変化の程度と反応色を観察し，変化がより顕著に表れた要因について考察しよう。
● フラボノイドの構造上の特徴から，反応色の変化がなぜ現れたかを考察しよう。
● 柑橘類に含まれるフラボノイドの種類を調べよう。

【リンゴの褐変防止】
● 果物や野菜に含まれる酸化酵素の種類とその反応について調べよう。
● 調理作業上，どのような手順で行えば，褐変が防止できるか考えよう。

52. フラボノイド色素の抽出と呈色反応

実験操作

●レモンからのフラボノイド抽出

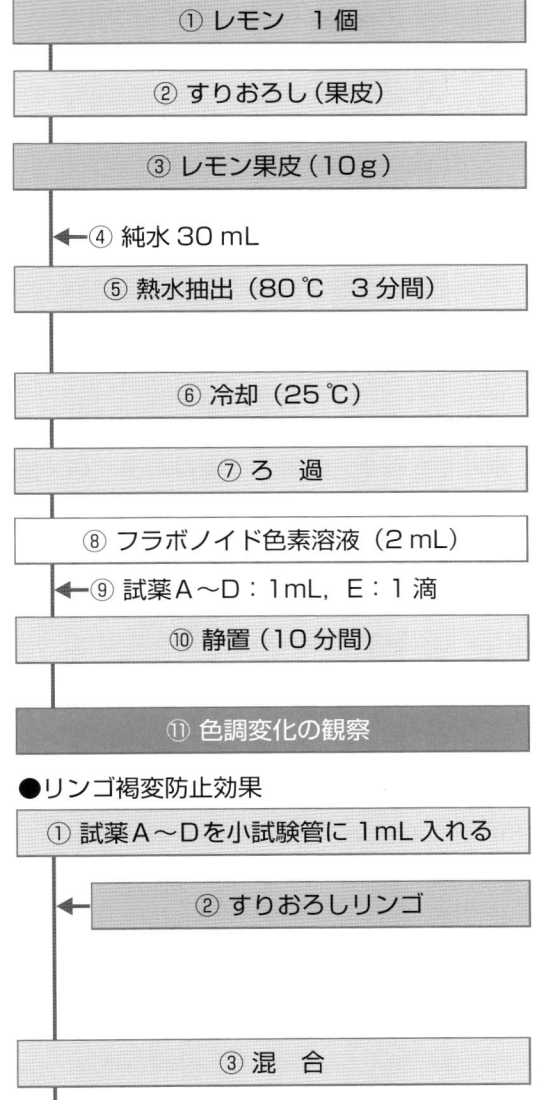

① レモン　1個
↓
② すりおろし（果皮）
↓
③ レモン果皮（10g）
←④ 純水 30 mL
↓
⑤ 熱水抽出（80℃　3分間）
↓
⑥ 冷却（25℃）
↓
⑦ ろ　過
↓
⑧ フラボノイド色素溶液（2 mL）
←⑨ 試薬A〜D：1 mL, E：1滴
↓
⑩ 静置（10分間）
↓
⑪ 色調変化の観察

① レモンを水洗して表面のワックスを除く。

② おろし金を用いて，レモンの黄色い表皮部分をすりおろす。

③ ビーカーに，すりおろしたレモン果皮を10g 電子天秤で計り取る。

④ メスシリンダーで純水 30 mL を加える。

⑤ ガスバーナーの金網上で，ビーカーをガラス棒を用いて時々かき混ぜながら，80℃で3分間ゆるやかに加熱する。

⑥ ビーカーを火からおろし，室温（25℃）まで冷却する。

⑦ 三角フラスコにロートをつけ，ひだ折りろ紙でろ過する。

⑧ 抽出したフラボノイド色素溶液試料とする。

⑨・⑩ 小試験管に色素溶液2 mL を入れ，試薬A〜Dは1 mL，Eは1滴加えて混合後，10分間静置させ，pH試験紙を用いて，各試験管のpHを測定する。

⑪ 試薬A〜Eによる色調変化の有・無を評価する。

●リンゴ褐変防止効果

① 試薬A〜Dを小試験管に 1 mL 入れる
←② すりおろしリンゴ
↓
③ 混　合
↓
④ 静置（10分）
↓
⑤ 試薬A〜Dによる褐変防止効果判定

① 試薬A〜Dを小試験管に 1 mL 入れる。

② 使用直前にリンゴを8等分に切断し，手早く皮と芯を除き，おろし金でリンゴをすりおろし，直ちに，①の試験管A〜Dに薬さじ小で1杯同時に加える。

③ 試験管ミキサーで混合する。

④ 褐変防止効果がどのように変化するかを10分間経時観察する。

⑤ 10分後にA〜Dの試験管を比較し，褐変防止がより強く表れた順に評価する。

Ⅳ-3　物性に関する実験の概要

　調理における洗浄，切断，撹拌，混捏，成形，加熱・冷却などによる影響や変化は食品にとって重要である。また，粘り，伸び，かたさ，弾力，もろさ，付着性などは，手や口で感じられる触感（食感：口ざわり，歯ごたえ，歯ぎれなど）に関係する重要な性質である。**テクスチャー**とは，食品を手でさわったとき，あるいは口に入れたときの風合いといった力学的性質である。食品のテクスチャーを支配しているのは食品の**レオロジー的性質**であると考えてよい。**レオロジー**とは，流動を含む物体の変形に関する科学である。

　食品の多くは複雑な物性をもつ。表に**粘性**，**弾性**，**粘弾性**，**破断**についてまとめた。

表　粘性，弾性，粘弾性，破断

粘性	すまし汁，酢，油，シロップ，スープ類，ソース類など流動する食品を器に入れて箸やスプーンでかきまぜると手に感じる抵抗はかなり異なる。またスプーンですくって傾けると流れ落ちるが，落ちる速度がちがう。この流れにくさをあらわす性質を**粘性**という。
弾性	ゴムやスプリングは力を加えると変形し，力を除くと元に戻る。この力を**内部応力**という。外力を除くときは内部応力も消える。このような性質を**弾性**という。変形が小さければ完全に元の形に戻る（**完全弾性**）が，変形がある限界（**弾性限界**）をこえると元の状態に戻らない。
粘弾性	寒天ゼリーは固体のように形を保っているが，これに荷重をかけると瞬間変形した後，徐々に変形を増していく。また，除重すると瞬間回復するが，その後徐々に回復をつづけ，永久変形を残すような変形を示す。これは単に弾性としてみることができない，**粘性**や**塑性**要素などをもつ**粘弾性体**と考えられる。 　また，卵白ややまいものすりおろしたものは，粘性液体としての流動性をもちながら，撹拌した箸を引きもどすような弾性要素をもつ粘弾性体と考えられる。食品にはこのような粘弾性体が多い。
破断	圧縮，引っぱりあるいはずり応力と変形の関係を求めると破断点に達する。破断点の応力を**破断応力**または**破断強度**といい，破断点までの仕事量を**破断エネルギー**という。食品のテクスチャーとして，食品がこわれるときの強度，またこわれるまでのエネルギーは食品の歯ぎれ，歯ごたえに対応するものとして重要なものである。 　カードメーターの**破断力**，レオメーターやテクスチュロメーターの**硬さ**など，いずれも試料の破断応力に対応している。

ニュートンの粘性の法則

　流体の流れに対する抵抗が粘性であり，粘性が大きくなると流動しにくくなる。クリームスープ，くず汁，しるこなどは粘性が大きいので対流がおこりにくいため，さめにくいが，焦げつきやすい。

　図に示すような面積A cm^2 の平行な2平面 P および Q の間に流体がみたされ，Q は静止し，P が Δv cm/sec という速度で移動し，2面 P と Q の間の距離を Δx cm として，一定に保たれているとき，速度勾配D（単位は $\frac{cm}{sec}$/cm＝sec^{-1}）として表わされる。

　液体中に速度勾配があるとき，速度勾配が大きいほど，面積の広いほど，流れに対する抵抗力は大きくなる。P を動かすのに必要な力 F（dyne）は，面積Aと，P，Q 2面間の速度勾配Dに比例し，比例定数を η で表わすと，F とA，Dの間には，次の式が成立し，この関係をニュートンの粘性法則という。

$$F = \eta A D$$

　この関係式にあてはまる流体を**ニュートン流体**といい，比例定数 η を**粘性係数**という。単位は，CGS系で g/cm・sec となり，これを**ポアズ**（Poise）という。略してPと書き，また 1/100 ポアズをセンチポアズ，略して c.p. と書く。

　液状食品の多くは，ニュートンの法則にあてはまらない流体で，**非ニュートン流体**という。ニュートン流体では，速度勾配が変わっても比例定数 η は変わらない。非ニュートン液体では速度勾配を変えると，定数が変わるので，一定の粘性係数を求めることはできない。この場合には，それぞれの速度勾配に対する見かけの粘性係数を求める。

　食品の粘性測定用として用いられる粘度計には，毛細管粘度計，回転粘度計，振動粘度計などがあり，その種類も多い。

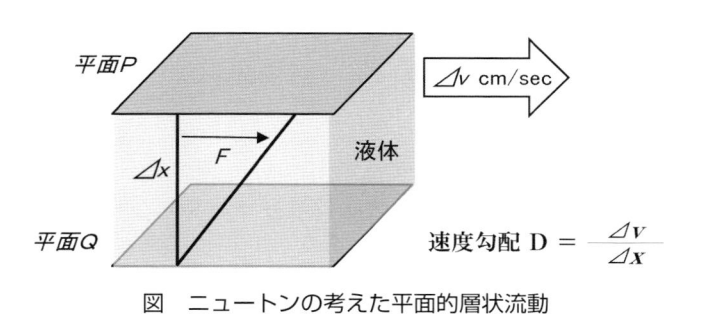

図　ニュートンの考えた平面的層状流動

53. 破断力測定（カードメーター）

目的
カードメーターを用いて，**硬さ**や**破断力**，**粘稠度**を測定し，食品の力学的特性を調べる。

原理
食物を口腔に入れたときの歯ごたえ，粘性，付着性，もろさ，舌ざわり，口当たりといった，物理的な性質を**テクスチャー**という。

客観的な手法を用いて，模擬的に咀嚼したり，噛んだりといった条件を設定して測定できるのが，テクスチャー測定機器である。

カードメーターは，スプリング，ウエイト（おもり），感圧軸がそれぞれの食品の固さによって選択できるようになっている。それぞれ100 g，200 g，300 g……といったおもりに応じたスプリングと，感圧軸を機械に装着して，一定の大きさの試料をのせた試料台を上昇させたときにかかる応力を測定して，連動プリンターやパソコン画面に硬さ，破断力，粘稠度が出力される。

試料
●木綿豆腐　●絹ごし豆腐　●かまぼこ　●はんぺん　●こんにゃく
●ゼリー　●プリン　など

器具
薬さじ，ノギス，まな板，包丁

課題
🔴 木綿豆腐と絹ごし豆腐，かまぼことはんぺんなど原材料が同様な試料で，硬さや破断力にどのような違いが出るかを調べよう。
🔴 テクスチャーの測定機器（テクスチュロメーター，クリープメーター，レオメーターなど）について調べよう。
🔴 JIS規格におけるテクスチャーの定義について調べよう。
🔴 テクスチャーを表現する様々な用語（テクスチャー・プロファイル）について調べよう。

53. 破断力測定（カードメーター）

実験操作

① 機器本体　電源ON（測定15分前）	① 測定の15分前に，機器・記録系の電源を入れておく。
② 試料の大きさ調製	② 試料の高さと幅を，まな板の上で，包丁，ノギスや定規を使って調製する。
③ おもり，スプリング，感圧軸の選定	③ 試料の固さに応じて測定条件を選ぶ。
④ 速度調整	④ 試料台の上昇速度を設定する。
⑤ 試料をのせる	⑤ 試料台にラップを広げ，その上に試料をのせる。
⑥ 感度・ゼロ調整	⑥ 記録ペンや記録用紙を準備して記録計を調整する。
⑦ 測定	⑦ 感圧軸の位置を決め，スタートキーを押して測定を開始する。
⑧ 記録計，画面メモ出力確認	⑧ 表示された結果を確認する。
⑨ 食品別の比較	⑨ 食品別に得られた，固さや破断力のデータを比較してみる。

操作のポイント

○ 同一の試料を侵入箇所を変えて測定することは避け，同じ試料を数点調整しておき，3〜5個の平均を求める。

○ 測定条件の設定に当たっては，あらかじめ予備実験を行って，おもり，スプリング，感圧軸などを選択する。

○ 試料台や感圧軸に付着した試料は，きれいに取り除いてから，次のサンプル測定を行う。

IV 食品の品質・機能性に関する実験

54. 粘度測定（オストワルド粘度計）

目的

各種食品の粘度を調べ，**ニュートン流体**あるいは**非ニュートン流体**であるか，また，粘度を左右する条件や流動の型における食品の特徴について調べる。

原理

食品が流動する際には内部摩擦が生じるが，摩擦による流動の抵抗を示す性質が**粘性**である。強弱は**粘度**あるいは**粘性率（粘性係数）**を求めることで測定できる。

オストワルド粘度計は，毛細管中を一定量の液体が流下するのに要する時間が液体の**動粘度係数**に比例する原理により，蒸留水やグリセリンなどを標準液として，各種食品の流下速度を測定し，粘度（粘性係数）を比較する。毛細管の太さには表に示すような種類があり，試料の粘性の大小によって，適した直径のものを選ぶ。測定の誤差を少なくするため，図1（p.158）のｂｄ線間の流下時間が2分程度のものを使用するとよい。

試料

- 20%ショ糖溶液　● 40%ショ糖溶液
- 本みりん　● 純水

試薬

- 粘度計，洗浄用メタノール

器具

ポリビーカー（2L，または恒温槽），ビーカー，メスシリンダー（100 mL），ホールピペット（10 mL），駒込ピペット（メタノール用），温度計，アスピレーター，オストワルド粘度計（No.2またはNo.3），シリコンゴム管，ストップウォッチ，ドライヤー，ビューレットスタンド，比重計（粘度計の種類に応じて用意。）

表1　オストワルド粘度計の種類

番号	径(mm)	番号	径(mm)
No. 1	0.5	No. 6	1.75
No. 2	0.75	No. 7	2
No. 3	1	No. 8	2.25
No. 4	1.25	No. 9	2.5
No. 5	1.5	No. 10	2.75

表2　粘度計の種類に合わせた比重計

	粘度計	比重計
20％ショ糖	No. 2	1.060〜1.120
40％ショ糖，みりん	No. 3	1.120〜1.180

表3　標準液の粘性係数 ηs と密度 ds

標準液	温度(℃)	ηs (cP)	ds (g/cm³)
純水	10	1.3077	0.9997
	20	1.0050	0.9982
	25	0.8937	0.9971
	30	0.8007	0.9957

計算

$$\eta = \eta s \frac{d \cdot t}{ds \cdot ts}$$

η：試料の粘性係数　　ηs：標準液の粘性係数
ds：標準液の密度　　d：試料の密度
ts：標準液の流下秒数　　t：試料の流下秒数

54. 粘度測定（オストワルド粘度計）

実験操作

① オストワルド粘度計　恒温槽中に固定（25℃）

② 純水または試料溶液 10 mL

③ 温度平衡（5分間保持）

④ ゴム管装着（a 位置, 図1）

⑤ 試料吸い上げ（b 位置上部, 図1）

⑥ 流下時間測定〔b→d, 図1〕×3回
＊標準液および試料溶液の両方の値を求める

⑦ 流下時間平均値算出

⑧ 比重測定

⑨ 試料 80 mL

⑩ 25℃に調製

⑪ 標準液の粘性係数と比重測定

⑫ 比重測定

（表3参照）
⑬ 試料の粘性係数計算

⑭ 粘性係数比較

⑮ 洗浄・乾燥

① オストワルド粘度計を固定台（ビューレット台）につけ，2 L のポリビーカー（恒温槽）内に 25℃の純水をはり，その中に粘度計を静かに入れる。

② ホールピペットを用いて正確に 10 mL を，g（図1）の位置から入れる。

③ 試料溶液の温度が恒温槽の 25℃に平衡になるまで5分間保持する。

④ オストワルド粘度計の a の上部にシリコンゴム管を装着する。

⑤ ゴムに直接口をつけて，ゆっくりと b より少し上の位置まで試料を吸い上げる。

⑥ 手を離すと同時に，液面が下がるので，b⇒d の標線を通過する流下時間をストップウオッチで測定する（3回測定）
＊使用するオストワルド粘度計は，標準液で用いたものと同じ粘度計を試料溶液でも使用する。

⑦ 流下時間（秒）を読み取り，3回測定した平均値を求める。

⑧ 表2を参考に試料溶液にあった比重計を選んで比重を求める。

⑨ メスシリンダー（100 mL）に試料溶液 80 mL を入れる。

⑩ 25℃の恒温槽に5分間保持し，試料温度が 25℃になったら，比重計を上から静かに入れる。

⑪ 表3を参照し，標準溶液の粘性係数と比重（密度）を調べる。

⑫ 液面に浮いてる位置の数値上部を目視で読み取り測定する。

⑬ 試料の粘性係数を計算式により求める。

⑭ 各食品中で得られた粘性係数を比較する。

⑮ 使用後の粘度計は水⇒純水⇒メタノールの順でアスピレーターを装着して洗浄する。その後ドライヤーで毛細管内に水滴が残らないように，充分乾燥して終了する。

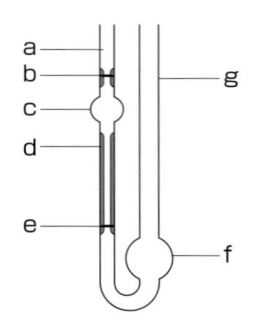

Ⅳ　食品の品質・機能性に関する実験

図　オストワルド粘度計の略図
a：ゴム管装着　　e：毛細管
b：標線（上）　　f：試料保持
c：測時球　　　　g：試料注入
d：標線（下）

課題

- 溶液の濃度によって粘性にどのような差があるかを考察しよう。
- 粘度が高くなると，使用する粘度計 No. の数値はどうなるのか調べよう。
- 粘度測定に用いられる低粘度計，高粘度計などの種類について調べよう。
- 対象食品や試料溶液が，ニュートン流体なのか，非ニュートン流体なのかを考察しよう。
- 粘性をもつ食品の具体例をあげて，粘性の程度を比較しよう。

操作のポイント
○　オストワルド粘度計はU字の箇所が破損しやすいので，図1の**a**と**g**を手で挟んで持たないようにする。
○　温度によって粘性係数も比重も影響を受けるので，温度管理をしっかりする。
○　粘度計の種類によって**b**⇒**d**（図1）の毛細管の太さが異なるので，流下時間が2分程度の最も適切な粘度計を選ぶ。

Ⅳ-4　顕微鏡による観察の概要

　顕微鏡（microscope）とは，肉眼で見えない微小な物体を視覚的に拡大し目視できるようにした装置であり，オランダのヤンセン親子が数倍程度の顕微鏡を最初に製造（1590年）したとされる。その後，A. レーウェンフックにより数百倍に改良した顕微鏡を用いて微生物が発見（1674年）され，現在でも顕微鏡観察は，生物学や医学分野において重要な役割を果たしている。

　現在，顕微鏡にはさまざまな種類があり，**光学顕微鏡（OM）**，透過型（TEM）や走査型（SEM）といった**電子顕微鏡**，**走査型プローブ顕微鏡（SPM）**，**X線顕微鏡**，**超音波顕微鏡**，**バーチャル顕微鏡**などに大別される。

　一般に顕微鏡というと光学顕微鏡を指すことが多く，光学顕微鏡はさらに**明視野顕微鏡**，**位相差顕微鏡**，**微分干渉顕微鏡**，**偏光顕微鏡**，**蛍光顕微鏡**，**共焦点レーザー顕微鏡**などに分類され，倍率は数十倍から最高2,000倍程度まで改良されている。

　光学顕微鏡のメーカーはオリンパス，ニコン，ツァイス，ライカの4社で世界シェアの多くを占める。なお，顕微鏡を使用する技術を**顕微鏡法（検鏡法）**といい，試料を顕微鏡で観察できる状態にしたものを**プレパラート**と呼ぶ。

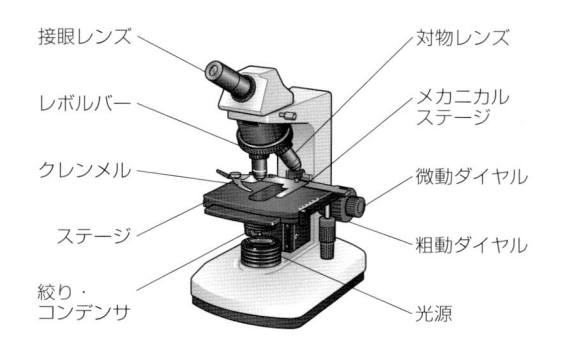

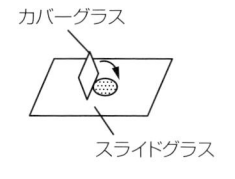

図　光学顕微鏡

Ⅳ 食品の品質・機能性に関する実験

55. 光学顕微鏡による結晶（デンプン粒）の観察

目的

　一般的な光学顕微鏡の**検鏡法**や**プレパラート作成技術**を学ぶ。染色を必要としないやまのいも，さといも，こんにゃくいもなどのシュウ酸カルシウムの針状結晶を観察する。細胞当たりの結晶数，結晶の長さや太さ，針状結晶を含む細胞の分布などをいもの種類や部位（皮部と中心部）で比較観測する。

原理

　光学顕微鏡における明視野観察では，視野を均一に照らす照射光と試料により回折され透過率や反射率の異なった光の2つがあり，これらが像面で強める・弱めるなど干渉して像が形成される。この際，試料に最も近い**対物レンズ**により数〜100倍に拡大され中間像をつくり，さらに，肉眼に近い**接眼レンズ**により10倍前後に拡大される。標本の大きさを測定するためには，接眼レンズに接眼ミクロメーター，ステージに対物ミクロメーターを装着する。

　光学顕微鏡はレンズのほか，光源やコンデンサーレンズなどの光学系と，全体を支えるスタンド，レボルバ，ステージなどの機械系から構成される。

試料

●いも（1cm角のダイス状に切り出し，市販のCRYONスプレーなどを用いて瞬間凍結後，ミクロトームなどを用いて素早く30〜50μm厚の切片を切り出しスライドガラス状に載せ，カバーガラスをかぶせプレパラートを作成する。）　●デンプン粒（切片にヨウ素溶液を1滴加え同様にプレパラートを作成する。）

試薬

●CRYONスプレー　●ヨウ素溶液（少量のヨウ化カリウムを純水で溶解後，ヨウ素を微量加える。）　●レンズクリーニング液（酢酸メチル：エタノール：ジエチルエーテル＝65：30：5）

器具

光学顕微鏡，カバーガラス，スライドガラス，ピンセット，ミクロトーム，ミクロメーター，撮影装置またはスケッチ用具

計算

　　　　総合倍率 ＝ 対物レンズの倍率 × 接眼レンズの倍率

＊写真撮影装置を用いた場合は，アダプターの倍率やカメラの倍率も考慮する。

55. 光学顕微鏡による結晶（デンプン粒）の観察

［距離の観察方法］

観察倍率で両ミクロメーターを平行に見えるように調整し、目盛が一致する2ヵ所を探し、下記計算式により接眼ミクロメーター1目盛の距離を算出しておく。

接眼ミクロメーター1目盛の距離（μm）

$$= \frac{対物ミクロメーターの目盛数 \times 10 \mu m}{接眼ミクロメーターの目盛数}$$

例）対物ミクロメーター10目盛に対し、接眼ミクロメーター25目盛が一致した場合

$$\frac{10 \times 10 \mu m}{25} = \frac{4 \mu m}{接眼ミクロメーター1目盛}$$

考察のポイント

● 針状結晶は下図のように、いもの皮周辺部にある細胞のところどころに長さ100μm前・後の針状結晶が数十本単位で含まれるが、中心部にはみられない。さといもでは親いもではみられるが、子いもや孫いもではみられない。

● 針状結晶はいもの生体防御機構のひとつと考えられており、やまのいものように摩砕時に細胞が壊れ結晶が飛び出し皮膚に刺さることで浮腫を生じ、痒みなどを引き起こす。

● やまのいもなどのカルシウムの多くは、針状結晶として存在する。凍結状態のやまのいもなどをすり下ろすと痒みが起こり難くなるが、これは針状結晶が折れるため神経まで到達しにくくなるためで、顕微鏡観察で結晶が折れた様子が確認できる。

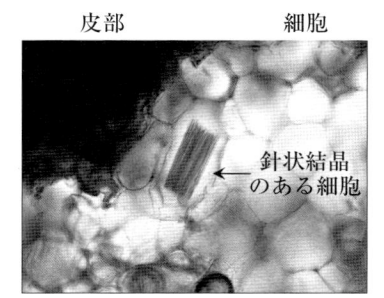

ながいも切片の光学顕微鏡写真（100倍）

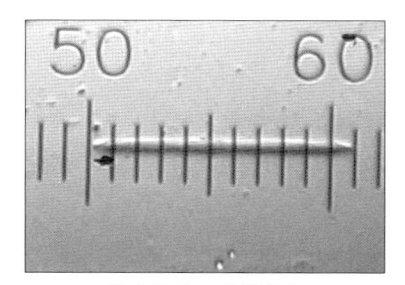

ミクロメータによる
つくねいも針状結晶の長さの観測
（接眼ミクロメーター1目盛10μm）

図　やまのいも類の針状結晶

Ⅳ　食品の品質・機能性に関する実験

実験操作

●プレパラートの作成

| ① い　も |
| ② 凍　結 |
| ③ 切片切出し |
| ④ プレパラート |

① 剥皮しないいもを 1 cm角のダイス上に切り出す。

② CRYONスプレーなどを用いて瞬間凍結する。

③ ミクロトームなどで素早く 30～50 μm 厚に切り出す。均一な厚さに切り出すことが重要。

●顕微鏡（検鏡）法（p.159 光学顕微鏡の図参照）

| ⑤ 電源を入れ，明るさを調整 |
| ⑥ 観察にあった光路の切替 |
| ⑦ プレパラートをステージにセット |
| ⑧ 指定された対物レンズに合わせる |
| ⑨ 標本にピントを合わせ，眼幅，視度，光軸などを調整 |
| ⑩ 開口絞り，視野絞りの調整 |
| ⑪ 観察に適した対物レンズに合わせ，ピントを調整 |
| ⑫ 観察・写真撮影 |

⑤ 接眼ミクロメータなどは予めセットしておく。

⑪ 観察に適したフィルタや明るさの調整も行う。

操作のポイント

　○ 針状結晶は周辺部に存在するため，いもを剥皮せず切片を作成する。切片は均一な厚さに切り出すことが重要で，ミクロトームを使用した方がよいが，慣れるとカミソリで切り出しても綺麗に観察できる。

Ⅳ-5　褐変反応に関する実験の概要

　褐変反応は，反応機構により**酵素的褐変**と非酵素的褐変の2つに分類される。
　酵素的褐変とは，植物中のフェノール化合物がポリフェノールオキシダーゼなどの内在酵素の関与により酸化重合し着色物質を形成する反応で，剥皮・細断したりんごやじゃがいもの切り口が赤褐色に変色する現象である。調理現場で活用される酵素的褐変抑制技術としては，高温短時間の熱処理（ブランチング）や酢水，塩水などへの浸漬により酵素活性を低下させる方法が一般的である。
　非酵素的褐変は，単糖，二糖などを単独で100℃以上に加熱した時に生じるフラン化合物やヒドロキシメチルフルフラールなどの加熱分解物が脱水縮合を繰り返して着色物質を形成する**カラメル化反応**と，糖質のカルボニル基（>C＝O）とアミノ酸のアミノ基（-NH$_2$）の反応生成物（シッフ塩基）が分解，重合転移を繰り返して**着色物質メラノイジン**を生成する**アミノーカルボニル反応（メイラード反応）**に細分される。両者は高分子化による着色物質と揮発性の低分子分解物（クッキングフレーバー）を生成する点で類似している。

56. 非酵素的褐変（アミノ-カルボニル反応，メイラード反応）

目的

アミノ酸の種類（酸性，中性，塩基性アミノ酸），糖の種類（還元糖，非還元糖）およびpH（4，7，9），反応温度（100℃），反応時間（0～120分）を組み合わせることで，アミノ-カルボニル反応を促進する要因および香りや色調の多様性を理解する。

原理

アミノ-カルボニル反応による食品の褐変（濃色化）は，**カルボニル基**と**アミノ基**が関与する化学反応であり，発見者の名前より**メイラード反応**ともいわれる。着色度や香り（反応生成物の種類と濃度）は，通常の化学反応同様に，原料物質の種類と濃度および，反応条件（反応温度と時間，pH，金属イオンの存在）に依存する。褐色物質および香気成分の生成機構は複雑で，十分に解明されていない。反応初期には，糖質のカルボニル基とアミノ酸のアミノ基が結合した**窒素配糖体**を経て，**シッフ塩基**を形成する。

$$-C=O + -C-NH_2 \Rightarrow -C=N-C-$$

シッフ塩基は，不安定でアマドリ転移（二重結合部のプロトン移動）により，ケトン，エンジオール構造を経て，フルフラール，オソンに変換される。これらの物質が，共存する糖，アミノ酸などと縮重合を繰り返し高分子の**褐色物質＝メラノイジン**となる。また，フルフラール，オソンは，ストレッカー分解（脱炭酸，脱アンモニア）により低分子化し，香気成分の出発物質となるアルデヒド，ピラノイジンに変化し，クッキングフレーバーを生成する。

試料

糖試料：●グルコース；Glc（還元性単糖）　●スクロース；Suc（非還元性二糖）

アミノ酸試料：●グルタミン酸ナトリウム；Glu（酸性アミノ酸）　●グリシン；Gly（中性アミノ酸）　●リシン；Lys（塩基性アミノ酸）

試薬

●pH4溶液（0.2 Mリン酸一ナトリウム）…①　●pH9溶液（0.2 Mリン酸二ナトリウム）…②　●pH7緩衝液（①と②を2：3の割合で混合）…③

器具

メスフラスコ（100 mL），試験管，メスピペット（5 mL），恒温水槽

考察のポイント

● 実験の組合わせが，糖（2種）×アミノ酸（3種）×pH（3条件）＝18通りと対照用に水を用いる5試料，合計23試料と多いため，試料調製のミス防止ならびに観察記録用にチェック表を作成するとよい。

56. 非酵素的褐変（アミノーカルボニル反応，メイラード反応）

観察記録用チェック表（例）

試験 No.	糖の種類	アミノ酸の種類	pH	観察記録（反応時間） 0分 色	香	10分	120分
1	Glc	Glu	4				
2	Glc	Glu	7				
3	Glc	Glu	9				
4	Glc	Gly	4				
5	Glc	Gly	7				
6	Glc	Gly	9				
17	Suc	Lys	7				
18	Suc	Lys	9				
19	Glc	水	7				
20	Suc	水	7				
21	水	Glu					
22	水	Gly					
23	水	Lys					

● 香り物質の生成は早く，10分加熱で糖とアミノ酸の組合わせにより香りが異なることを確認し，時間経過とともに，好ましい香り（クッキングフレーバー）から不快な香りに変化することを確認しよう。

● 糖，アミノ酸の種類によるアミノーカルボニル反応速度の差を確認しよう。
　　　　　Glc≫Suc,　　Lys≫Gly≫Glu,　　pH 9≫pH 7≫pH 4

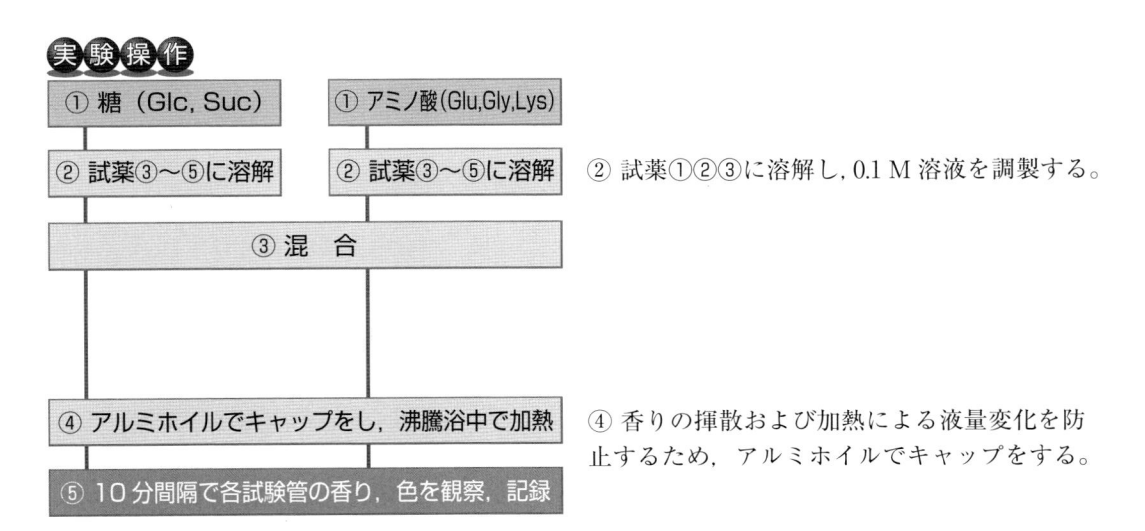

実験操作

① 糖（Glc, Suc）　　　　　① アミノ酸(Glu,Gly,Lys)
② 試薬③〜⑤に溶解　　　　② 試薬③〜⑤に溶解　　② 試薬①②③に溶解し，0.1 M溶液を調製する。
③ 混　合
④ アルミホイルでキャップをし，沸騰浴中で加熱　　④ 香りの揮散および加熱による液量変化を防止するため，アルミホイルでキャップをする。
⑤ 10分間隔で各試験管の香り，色を観察，記録

Ⅳ　食品の品質・機能性に関する実験

57. 酵素的（生物的）褐変（ポリフェノールオキシダーゼによる反応）

目的

リンゴポリフェノールオキシダーゼに対する温度やpHの影響を調べるとともに，還元剤および食塩添加の影響を調べ，これらから酵素的褐変反応が酵素タンパク質の性質に基づき行われていることを学ぶ。

原理

酵素的褐変は，植物性食品を切る，つぶすといった細胞を破壊する操作を施すことによりおこる。これは葉緑体プラスチドに存在しているポリフェノールオキシダーゼが液胞に存在しているポリフェノール類（クロロゲン酸やカテキン類など）を酸化し，**キノン類**を生成することに起因する。更に，キノン類は酸化重合して**メラニン**という**褐色色素**を生成する。

図　ポリフェノールオキシダーゼの反応

試料

リンゴ

試薬

- 5％塩化ナトリウム溶液
- 5％酢酸溶液
- 5％炭酸水素ナトリウム溶液
- 5％アスコルビン酸溶液

器具

ビーカー（100 mL），三脚，金網，湯煎鍋，ガスバーナー，pHメーターまたはpH試験紙，おろし金，まな板，包丁

57. 酵素的（生物的）褐変（ポリフェノールオキシダーゼによる反応）

実験操作

① すりおろしりんご

① 皮を除いてすりおろしたりんごをビーカー（No.1～9）に素早く9等分し，下表の各条件による処理を行う。

ビーカー	反応条件
No.1	そのまま放置する
No.2	純水の中に入れる
No.3	低温（氷水につける）に放置する
No.4	沸騰水につける
No.5	5％塩化ナトリウム溶液につける
No.6	5％酢酸溶液につける
No.7	5％炭酸水素ナトリウム溶液につける
No.8	5％アスコルビン酸溶液につける
No.9	放置して褐変したものに5％アスコルビン酸溶液を加える

＊溶液は試料が浸かる程度（約20 mL）でよい。

② 静置（15分間）

③ 観察，pHの確認

③ ユニバーサル試験紙によるpHの確認と着色の様子を観察。

COLUMN　ポリフェノールオキシダーゼと紅茶

ポリフェノールオキシダーゼとは，酵素の総称名で，**o-ジフェノールオキシダーゼ**，**ラッカーゼ**，**チロシナーゼ**，の3つを含めて指すことが多い。ほとんどの植物に含まれており植物性食品の品質に深く関係している。

一般には，褐変は好ましくない現象であるが，紅茶のように現象を有効に利用した食品もある。ポリフェノールオキシダーゼによりカテキン類が酸化され生成する**テアニン**と，その重合体である**テアルビジン**が紅茶特有の赤色を呈している。

COLUMN　酵素的褐変の抑制

酵素的褐変の防止には，酵素活性の抑制と酵素自体の除去の2つがあり，そのうち，酵素活性の抑制方法として，①加熱による酵素の失活（酵素タンパク質の変性），②低温処理（10℃以下），③酸性条件処理（pH 3以下），④還元剤（アスコルビン酸や亜硫酸塩など）の添加があげられる。

また，ポリフェノールオキシダーゼでは，食塩水への浸漬も酵素活性の抑制に有効である。本実験では以上の点を参考に，各条件におけるりんごの褐変反応を観察し，酵素たんぱく質の特性を確認する。

Ⅳ-6　官能検査の概要

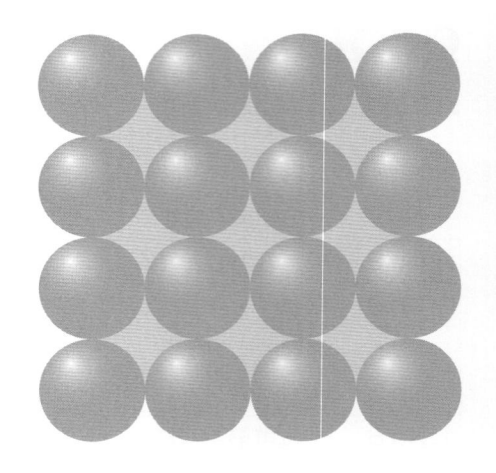

　日常的に人は食品を口に入れて食べるとき「味がおいしい」「良い香りがする」「のどごしが良い」「噛みごたえがある」「見た目が良い・悪い」といった表現を使って食べ物を評価している。このように，人が感じる感覚的な判断を用いて，食品の持つさまざまな特性を一定の条件下で判断・評価する方法が**官能検査**である。人間の五感である**味覚・嗅覚・視覚・聴覚・触覚（食感）**を用いて品質判断を行うことをいう。

　評価の目的に応じて手法が次のように分類される。

(1) 官能検査の手法

①分析型官能検査	人の感覚を通して試料の特性や刺激の強弱などの差を検出する方法
②嗜好型官能検査	試料の刺激に対する好き嫌いや良し悪しなどのような人の感覚や感情の差を検出する方法

(2) 手法の選択

差を識別する場合	2点識別法，3点識別法，1：2点識別法，配偶法 など
順位を決定する場合	順位法，一対比較法 など
品質を評価する場合	評点法，SD法 など
特性を総合的に評価する場合	テクスチャープロファイル法，風味プロファイル法

　官能検査の実施は，サンプルを同一の条件で準備し，**質問用紙**を作成し，複数のパネラーを選出して，人が持つ感覚（五感）を用いて食品の官能的評価を行い，得られたデータは集計後に**統計的処理**を行い，信頼性のある結論をだす手段で解析する。

58. 分析型官能評価

🎯 目的
味覚の識別，濃度差の識別の手法を理解する。

原理
分析型官能評価とは，ヒトの**感覚器官（五感）**を分析機器として，製品の特性や成分の濃度差を検出する品質評価手法の一種で，鋭敏な感度をもち，感度の維持向上のための訓練を受けたパネルが必要となる。

（1） **閾　値**：五感を刺激する物質が存在することが判定できる**刺激閾**，その特性（五味）が判定できる**認知閾**，濃度の異なる同一特性のわずかな濃度差の相違を判定できる**弁別閾**の3種に分類される。

（2） **認知閾濃度**：甘味>塩味>旨味>酸味・苦味の順で，生理的に危害を加えるおそれのある苦味・酸味に対する感度が最も鋭敏である。

試薬
【認知閾試験用水溶液】Ⓐ0.40％砂糖　Ⓑ0.10％食塩　Ⓒ0.05％L-グルタミン酸ナトリウム　Ⓓ0.005％酒石酸　Ⓔ0.0002％硫酸キニーネ　●純水

【弁別閾試験用水溶液】●0.5％・0.52％砂糖　●0.11％・0.12％食塩　●純水

器具
駒込ピペット（1 mL），30 mL容器（試験用），90 mL紙コップ（口洗浄用）

実験操作

●認知閾識別

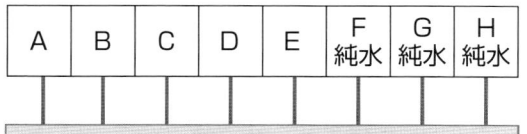

| A | B | C | D | E | F 純水 | G 純水 | H 純水 |

試飲して，記録用紙の該当する呈味項目に記号番号を記入する（純水については記載不要）

＊順序効果，位置効果，記号効果などの心理的要因を排除するため，各呈味試料の提示順序はランダムとする。

＊疲労効果，対比効果などの生理的要因を排除するため，必要に応じて口腔内を洗浄する。（弁別閾識別においても同様。）

●記録用紙（例）

呈味種	甘味	塩味	旨味	酸味	苦味
記号番号					

●弁別閾識別

0.50％砂糖溶液　0.11％食塩溶液
0.52％砂糖溶液　0.12％食塩溶液

試飲して，濃度の濃いものの記号番号を記録用紙に記入する

●記録用紙（例）

呈味種	甘味	塩味
記号番号		

Ⅳ 食品の品質・機能性に関する実験

59. 嗜好型官能検査

目的

　　浸出温度を変えて入れた緑茶の嗜好性について，茶のおいしさがどのように変化するかについて嗜好型官能検査を実施する。

原理

　　人が感じる風味や色調の好ましさ，香りの程度，甘みや塩味の強さ，見た目のおいしさなどは個々で嗜好性が異なることから，様々な食味評価がある。
　　緑茶の味わいは入れるときの「湯の温度」に大きく影響されることが知られている。一般的に高温で浸出した茶は渋味（カテキン）が強くなる傾向にあり，低温で浸出した茶はうま味（テアニン）が強くなる。

試料

　　緑茶（煎茶）

器具

　　ビーカー，電子天秤，温度計，ストップウオッチ，検査用紙コップ（小），紙コップ（浸出温度別），茶漉し，電気ポット

検定

　　順位法を用いて実施した官能検査終了後の評価用紙は，パネラーの数値を質問項目ごとに集計し，順位合計を算出する。
　　この数値をクレーマー検定表を用いて，$\alpha=1\%$（＊＊）と$\alpha=5\%$（＊）の危険率で検定する。
　　順位の和が小さい数字以下である場合は有意に好まれ，大きい数字以上であれば有意に好まれない。数字の範囲であれば，試料間に差がないということを示す。有意に差がある場合は評価用紙に$\alpha=1\%$なら（＊＊），または$\alpha=5\%$なら（＊）を記載する。

課題

● 緑茶に含まれる成分の中で，味に影響を与えているものはどのようなものがあるか考察しよう。
● 温度によって緑茶の浸出液にどのような変化があったのか調べよう。
● 温度によって大きく差が出た官能検査項目はどの項目であったのか，その理由について考察しよう。
● 緑茶をおいしく入れるためには，どのように浸出したらよいかを考えよう。

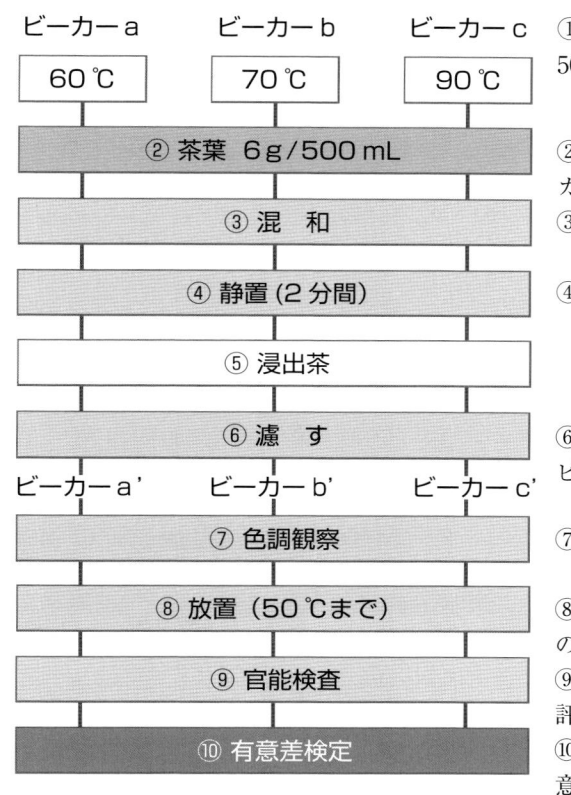

59. 嗜好型官能検査

実験操作

```
ビーカー a      ビーカー b      ビーカー c
 [60℃]         [70℃]          [90℃]
     ② 茶葉 6g/500 mL
         ③ 混 和
       ④ 静置（2分間）
         ⑤ 浸出茶
         ⑥ 濾 す
ビーカー a'     ビーカー b'     ビーカー c'
       ⑦ 色調観察
      ⑧ 放置（50℃まで）
        ⑨ 官能検査
       ⑩ 有意差検定
```

① ビーカー a, b, c に，60℃・70℃・90℃の 500 mL の湯を用意する。

② 茶葉をデジタル秤りで6g計り取り，各ビーカーに入れる。

③ ガラス棒で5〜10回程かき混ぜる

④・⑤ 2分間静置し，浸出させる。

⑥ 茶漉しを用いて濾し，浸出温度別に新しいビーカー a', b', c' に浸出茶を入れる。

⑦ 浸出温度別に緑茶の色を観察する。

⑧ 検査時の温度条件を統一するために，3つの緑茶の温度が50℃になるまで放置する。

⑨ 色・香り・渋み・うま味・総合について，評価用紙に順位法を用いて評価する。

⑩ 浸出温度の違いによる緑茶のおいしさに有意な差が見られるか，クレーマー検定表（次頁参照）を用いて検定する。

操作のポイント

○ 官能検査をするための環境条件（室温，照明，消音）などを整備する。
○ 茶葉を浸出する湯の温度管理を正確に行う。
○ 飲み頃（50℃）になるまでの，時間差が出来るだけ生じないように配慮する。
○ 隣の人に影響されずに，個人の嗜好調査を進めるように心がける。

Ⅳ 食品の品質・機能性に関する実験

【資料】　　　　　　　　　　　表　クレーマーの検定表

α＝1％

n＼t	2	3	4	5	6	7	8	9	10	11	12
2	-	-	-	-	-	-	-	-	-	-	-
3	-	-	-	-	-	-	-	-	4 - 29	4 - 32	4 - 35
4	-	-	-	5 - 19	5 - 23	5 - 27	6 - 30	6 - 34	6 - 38	6 - 42	7 - 45
5	-	-	6 - 19	7 - 23	7 - 28	8 - 37	9 - 41	9 - 46	10 - 50	10 - 50	10 - 55
6	-	7 - 17	8 - 22	9 - 27	9 - 33	10 - 38	11 - 43	12 - 48	13 - 53	13 - 59	46 - 64
7	-	8 - 20	10 - 25	11 - 31	12 - 37	14 - 43	14 - 49	15 - 55	16 - 61	17 - 67	18 - 73
8	9 - 15	10 - 22	11 - 29	12 - 35	14 - 42	16 - 48	17 - 55	19 - 61	20 - 68	21 - 75	23 - 81
9	10 - 17	12 - 24	13 - 32	15 - 39	17 - 46	19 - 53	21 - 60	22 - 68	24 - 75	26 - 82	27 - 90
10	11 - 19	13 - 27	15 - 35	18 - 42	20 - 50	22 - 58	24 - 66	26 - 74	28 - 82	30 - 90	32 - 93
11	12 - 21	15 - 29	17 - 38	20 - 46	25 - 55	25 - 63	27 - 72	30 - 80	32 - 89	34 - 98	37 - 106
12	14 - 22	17 - 31	19 - 41	22 - 50	25 - 59	28 - 68	31 - 77	33 - 87	36 - 96	39 - 105	42 - 114
13	15 - 24	18 - 34	21 - 44	25 - 53	28 - 63	31 - 73	34 - 83	37 - 93	40 - 103	43 - 113	46 - 123
14	16 - 26	20 - 36	24 - 46	27 - 57	31 - 67	34 - 78	38 - 88	41 - 98	45 - 109	48 - 120	51 - 131
15	18 - 27	22 - 38	26 - 49	30 - 60	34 - 71	37 - 83	41 - 94	45 - 105	49 - 116	53 - 127	56 - 136
16	19 - 29	23 - 41	28 - 52	32 - 64	36 - 76	41 - 87	45 - 99	49 - 111	53 - 123	57 - 135	62 - 146
17	20 - 31	25 - 43	30 - 55	35 - 67	39 - 80	44 - 92	49 - 104	53 - 117	58 - 129	62 - 142	67 - 154
18	22 - 32	27 - 45	32 - 58	37 - 71	42 - 84	47 - 97	52 - 110	57 - 123	62 - 136	67 - 149	72 - 162
19	22 - 34	29 - 47	34 - 61	40 - 74	45 - 88	50 - 102	56 - 115	61 - 129	67 - 142	72 - 156	77 - 170
20	24 - 36	30 - 50	36 - 64	42 - 78	48 - 92	54 - 106	60 - 120	65 - 135	71 - 149	77 - 163	82 - 178

α＝5％

n＼t	2	3	4	5	6	7	8	9	10	11	12
2	-	-	-	-	-	-	-	-	-	-	-
3	-	-	-	4 - 14	4 - 17	4 - 20	4 - 23	5 - 25	5 - 28	5 - 31	5 - 34
4	-	5 - 11	5 - 15	6 - 18	6 - 22	7 - 25	7 - 29	8 - 32	8 - 36	8 - 39	9 - 43
5	-	6 - 14	7 - 18	8 - 22	9 - 26	9 - 31	10 - 35	11 - 39	12 - 43	12 - 48	13 - 52
6	7 - 11	8 - 16	9 - 21	10 - 26	11 - 31	13 - 41	14 - 46	15 - 51	17 - 55	18 - 60	18 - 60
7	8 - 13	10 - 18	11 - 24	12 - 30	14 - 35	15 - 41	17 - 46	18 - 52	19 - 58	21 - 63	22 - 69
8	9 - 15	11 - 21	13 - 27	15 - 33	17 - 39	18 - 46	20 - 52	22 - 58	24 - 64	25 - 71	27 - 77
9	11 - 19	13 - 23	15 - 30	17 - 37	19 - 44	22 - 50	24 - 57	26 - 64	28 - 71	30 - 78	32 - 85
10	12 - 18	15 - 25	17 - 33	20 - 40	22 - 48	25 - 55	27 - 63	30 - 70	32 - 78	35 - 85	37 - 93
11	13 - 20	16 - 28	19 - 36	22 - 44	25 - 52	28 - 60	31 - 68	34 - 76	36 - 85	39 - 93	42 - 101
12	15 - 21	18 - 30	21 - 39	25 - 47	28 - 56	31 - 65	37 - 74	38 - 82	41 - 91	44 - 100	47 - 109
13	16 - 23	20 - 32	24 - 41	27 - 51	31 - 60	35 - 69	38 - 79	42 - 88	45 - 98	49 - 107	52 - 117
14	17 - 25	22 - 34	26 - 44	30 - 54	34 - 64	38 - 74	42 - 84	46 - 94	50 - 104	54 - 114	57 - 125
15	19 - 26	23 - 37	28 - 47	32 - 58	37 - 68	41 - 79	46 - 89	50 - 100	54 - 111	58 - 122	63 - 132
16	20 - 28	25 - 39	30 - 50	35 - 61	40 - 72	45 - 83	49 - 95	54 - 106	59 - 117	63 - 129	68 - 140
17	22 - 29	27 - 41	32 - 53	38 - 64	43 - 76	48 - 88	53 - 100	58 - 112	63 - 124	68 - 136	73 - 148
18	23 - 31	29 - 43	34 - 56	40 - 68	46 - 80	52 - 92	57 - 105	62 - 118	68 - 130	73 - 143	79 - 155
19	24 - 33	30 - 46	37 - 58	43 - 71	49 - 84	55 - 97	61 - 110	67 - 123	73 - 136	78 - 150	84 - 163
20	26 - 34	32 - 48	39 - 61	45 - 95	52 - 88	58 - 102	65 - 115	71 - 129	77 - 143	83 - 157	90 - 170

注：t：サンプルの数，n：繰り返し数．順位の和が小さい方の値以下であるかあるいは大きい方の値以上のとき有意に差があり．

●引用・参照文献

1. 容量分析：中和滴定
   ・斎藤　烈，山本隆一編：高等学校　化学Ⅰ（改訂版）啓林館，2008，p.98.
2. キレート滴定
   ・吉田　勉監修：新しい食品学実験 第2版，三共出版，2008，pp.25-27.
   ・江角彰彦：食品学総論実験-実験で学ぶ食品学-，同文書院，2007，pp.52-54.
   ・安藤達彦，吉田宗弘編著：身のまわりの食品分析実験，三共出版，2011，pp.66-71.
8. 常圧加熱乾燥法
   ・(財)日本食品分析センター編：五訂日本食品標準成分表分析マニュアルの解説，中央法規出版，2001，pp.10-28.
15. ソックスレー抽出法
    ・松本　清編：食品分析学　機器分析から応用まで，培風館，2006，pp.12-13.
    ・小原哲二郎，鈴木隆雄，岩尾裕之：食品分析ハンドブック第2版，建帛社，1989，pp.119-120.
    ・安本教傳，竹内昌昭，安井明美，渡邊智子編：五訂増補日本食品標準成分表分析マニュアル，建帛社，2006，pp.28-41.
    ・日本薬学会編：衛生試験法・注解2005，金原出版，2005，pp.198-199.
    ・長谷川喜代三：食物・栄養科学シリーズ19．食品分析，培風館，1995，pp.40-43.
19. 薄層クロマトグラフィーによる分離・検出
    ・上海科学技術出版社，小学館，中薬大辞典，第二巻，小学館，1985，pp.992-994.
    ・Urano Takuya, Tohda Chihiro「アルツハイマー病モデルマウスに対するジオスゲニンによる記憶障害改善作用およびその効果の基礎となる分子メカニズム」，神経科学，2010，Vol.49，No.2/3，p.576.
    ・Yang D.J., Lu T.J., Hwang L.S.,「台湾産ヤム品種 D.pseudojaponica（ヤマノイモ属）におけるステロイドサポニンの単離および同定」，J. Agric. Food Chem., 2003，Vol.51，No.22，pp.6438-644.
20. 差し引き法による炭水化物の算定
    ・高橋幸資，和田敬三編：新食品学実験法 改訂版，朝倉書店，2001，p.16.
    ・文部科学省科学技術学術審議会資源調査分科会編：日本食品標準成分表2010，2010.
24. 糖質定量（フェノール－硫酸法）と検量線
    ・日本食品科学工学会，新・食品分析法編集委員会編，新・食品分析法，光琳，1996，p.531.

灰分に関する実験の概要
    ・日本食品科学工学会，新・食品分析法編集委員会編，新・食品分析法，光琳，1996，pp.99-105.
    ・江角彰彦：食品学総論実験-実験で学ぶ食品学-，同文書院，2010，p.144.
26. 直接灰化法
    ・日本食品科学工学会，新・食品分析法編集委員会編，新・食品分析法，光琳，1996，p.100.
27. ナトリウムの定量
    ・藤田修三・山田和彦編：食品学実験書 第2版，医師薬出版，2002，pp.10-11.
33. プロスキー変法
    ・日本食品科学工学会，新・食品分析法編集委員会編：新・食品分析法，光琳，1996，pp.65-87.
    ・文部科学省科学技術学術審議会資源調査分科会編：五訂増補　日本食品標準成分表　分析マニュアル，2005，pp.29-35.
38. 果実の糖度
    ・杉浦　明，宇都宮直樹，片岡郁雄，久保田尚浩，米森敬三編：果実の事典，朝倉書店，2009，pp.39-41.
    ・伊藤三郎編：果実の科学，朝倉書店，2005，pp.89-90.
39. 果実プロテアーゼ
    ・孫成春ほか：食肉タンパク質におよぼすイチジク果実プロテアーゼの基本的性状，岡山大学農学部学術報告，Vol.92，2003，pp.53-56.

参考文献

41. ポリフェノールの定量
- O. Folin and W. Denis, A COLORIMETRIC METHOD FOR THE DETERMINATION OF PHENOLS (AND PHENOL DERIVATIVES) IN URINE, *The Journal of Biological Chemistry*, 1915, Vol.22, pp.305-308.
- 篠原和毅, 鈴木建夫, 上野川修一編著, 食品機能研究法, 光琳, 2000.
- 日本食品科学工学会・食品分析研究会共同編集, 新食品分析法（Ⅱ）, 光琳, 2006.

● 参考文献
- 日本食品科学工学会, 新・食品分析法編集委員会編：新・食品分析法, 光琳, 1996.
- 高橋幸資, 和田敬三編：新食品学実験法 改訂版, 朝倉書店, 2001.
- 新美康隆編：新・図解食品学実験, みらい, 2003.
- 藤田修三, 山田和彦編著：食品学実験書 第2版, 医歯薬出版, 2006.
- 渡辺達夫, 森光康次郎編著：健康を考えた食品学実験, アイ・ケイコーポレーション, 2007.
- 斎藤烈, 山本隆一編：高等学校 化学Ⅰ（改訂版）, 啓林館, 2008.
- 食品機能性の化学編集委員会編：食品機能性の化学, 産業技術サービスセンター, 2008.
- 津久井亜紀夫編集：食品学実験・実習, 樹村房, 2008.
- 木元幸一, 鈴木和春編著：基礎栄養学実験, 建帛社, 2009.
- 青柳康夫, 有田政信編著：Nブックス実験シリーズ 食品学実験, 建帛社, 2009.
- 江角彰彦：食品学総論実験-実験で学ぶ食品学-, 同文書院, 2010.
- 藤田潤司, 成田宏史編：食品学総論, 化学同人, 2012.
- 大石祐一, 服部一夫編著：食品学, 光生館, 2013.
- 吉田 勉監修：新しい食品学実験 第2版, 三共出版, 2008, pp.64-65.
- 和田敬三編：新食品学実験法, 朝倉書店, 1990, pp.12-15.
- 日本分析化学会編：分析化学実技シリーズ 応用分析編5 食品分析, 共立出版, 2013, pp.21-23.
- 日本食品分析センター編：栄養表示のための成分分析のポイント, 中央法規出版, 2007, pp.6-7, pp.10-14.
- 前田安彦, 近藤栄昭ほか共著：わかりやすい基礎食品分析法, アイ・ケイコーポレーシュン, 2004, pp.68-73.

化学計算練習問題解答

問題は p.26

① $5\ (g):100\ (g) = x\ (g):20\ (g)$　式を変形して　$\dfrac{5\ (g) \times 20\ (g)}{100\ (g)} = 1\ (g)$

加える純水の質量は $20\ (g) - 1\ (g) = 19\ (g)$

② $\dfrac{30\ (g)}{30\ (g) + 120\ (g)} \times 100 = 20\%\ (w/w)$

③ ②と同様に　$\dfrac{20\ (g)}{20\ (g) + 100\ (g)} \times 100 = 16.66\cdots\%\ (w/w)$　より　$16.7\%\ (w/w)$

④ 加える5％ショ糖溶液の質量を $x\ (g)$ とすると，この溶液中のショ糖の質量は $0.05x\ (g)$ であることから次の式が与えられる。　$\dfrac{20\ (g) + 0.05x\ (g)}{100\ (g) + x\ (g)} \times 100 = 10\%$　　$x = 200\ (g)$

⑤ $\dfrac{200\ (g) \times 0.1 + 100\ (g) \times 0.5}{200\ (g) + 100\ (g)} \times 100 = 20\%\ (w/w)$

⑥ $1.14\ (g/mL) \times 50\ (mL) = 57\ (g)$　　$57\ (g) \times \dfrac{40\ (g)}{100\ (g)} = 22.8\ g$　ショ糖の質量

50 mL の純水を加えたときの質量百分率濃度は　$\dfrac{22.8\ (g)}{57\ (g) + 50\ (g)} \times 100 = 21.30\cdots\ (\%)$　より　$21.3\%\ (w/w)$

純水を加えたときの体積が 100 mL と仮定して密度を求めると　$\dfrac{107\ (g)}{100\ (mL)} = 1.07\ (g/mL)$

⑦ 食塩水 100 mL の質量を求める　$1.020\ (g/mL) \times 100\ (mL) = 102.0\ (g)$　となることから

質量百分率濃度は，$\dfrac{2.6\ (g)}{102.0\ (g)} \times 100 = 2.54\cdots\ (\%)$　より　$2.5\%\ (w/w)$

質量対容量百分率濃度は　$\dfrac{2.6\ (g)}{100\ (mL)} \times 100 = 2.6\%\ (w/v)$

⑧ 結晶炭酸ナトリウムと炭酸ナトリウムの分子量の比を求めて炭酸ナトリウム 10 (g) 相当の結晶炭酸ナトリウムの質量を求める。

$\dfrac{286}{106} \times 10\ (g) = 26.98\cdots\ (g)$　より　$27\ g$

⑨ 化学式：NaOH　　分子量：$23 + 16 + 1 = 40$

⑩ $\dfrac{4\ g}{100\ mL} \times 100 = 4\%\ (w/v)$

⑪ $4\%\ (w/v) \times \dfrac{10\ (mL)}{100\ (mL)} = 0.4\%\ (w/v)$

⑫ $0.4\ (g) \times \dfrac{1\ (mL)}{100\ (mL)} = 0.004\ (g)$

化学計算練習問題解答

⑬ 化学式：$(COOH)_2 \cdot 2H_2O$　　分子量：$(12+32+1) \times 2 + 2 \times (1 \times 2 + 16) = 126$

⑭ 1.26％（w/v）

⑮ $1.26 \text{ (g)} \times \dfrac{1 \text{ (mL)}}{100 \text{ (mL)}} = 0.0126 \text{ (g)}$

⑯ $40 \text{ (g/mol)} \times 0.5 \text{ M} \times \dfrac{500 \text{ (mL)}}{1000 \text{ (mL)}} = 10 \text{ (g)}$

⑰ $286 \text{ (g/mol)} \times 0.1 \text{ M} \times \dfrac{200 \text{ (mL)}}{1000 \text{ (mL)}} = 5.72 \text{ (g)}$

⑱ $1000 \text{ (mL)} \times 1.18 \text{ (g/mL)} \times \dfrac{35}{100} \times \dfrac{1}{36.5 \text{ (g/mol)}} = 11.31 \cdots \text{ (M)}$ 　より　11.3（M）

⑲ $1000 \text{ (mL)} \times 1.84 \text{ (g/mL)} \times \dfrac{96}{100} \times \dfrac{1}{98 \text{ (g/mol)}} = 18.02 \cdots \text{ (M)}$ 　より　18M）

⑳ $1000 \text{ (mL)} \times 1.02 \text{ (g/mL)} \times \dfrac{10}{100} \times \dfrac{1}{342 \text{ (g/mol)}} = 0.298 \cdots \text{ (M)}$ 　より　0.3（M）

㉑ $1000 \text{ (mL)} \times 1.06 \text{ (g/mL)} \times \dfrac{10}{100} \times \dfrac{1}{58.5 \text{ (g/mol)}} = 1.811 \cdots \text{ (M)}$ 　より　1.8（M）

㉒ $0.1 \text{ M}_{(HCl)} \times 20 \text{ (mL)} = 0.1 \text{ M}_{(NaOH)} \times V \text{ (mL)}$ 　より　$V = 20 \text{ (mL)}$

㉓ $0.2 \text{ M}_{(HCl)} \times 10 \text{ (mL)} = M_{(Na_2CO_3)} \times 2 \text{価} \times 10 \text{ (mL)}$ 　より　$M = 0.1 \text{ (M)}$

㉔ $0.1 \text{ M}_{(NaOH)} \times 1.010 \times 10 \text{ (mL)} = 0.05 \text{ M}_{(H_2SO_4)} \times 2 \text{価} \times F \times 8 \text{ (mL)}$ 　$F = 1.2625$ 　より　
$F = 1.263$

㉕ $M_{(CH_3COOH)} \times 20 \text{ (mL)} = 0.01 M_{(NaOH)} \times 0.9800 \times 10 \text{ (mL)}$ 　より　$M = 0.0049$

㉖ $12 \text{ M} \times V \text{ (mL)} = 0.1 \text{ M} \times 200 \text{ (mL)}$ 　$V = 1.666 \cdots \text{ (mL)}$ 　より　$V = 1.7 \text{ (mL)}$

㉗ $[H^+] = 0.1 \text{ M} = 1 \times 10^{-1} \text{ M}$ 　$pH = -\log[H^+] = -\log(1 \times 10^{-1}) = 1$

㉘ $[H^+] = \dfrac{1 \times 10^{-14}}{1 \times 10^{-2}} = 1 \times 10^{-12}$ 　$pH = -\log[H^+] = -\log(1 \times 10^{-12}) = 12$

㉙ $\alpha = \dfrac{\text{電離した溶質のモル数}}{\text{溶質の全モル数}}$ 　より　$0.012 = \dfrac{x}{0.1 \text{ M}}$ 　$x = [H^+] = 0.0012 \text{ M} = 1.2 \times 10^{-3} \text{ M}$

$pH = -\log[1.2 \times 10^{-3}] = 3 - \log 1.2 = 3 - 0.079 \cdots = 2.921$ 　より　pH 2.9

$k = \dfrac{[H^+][CH_3COO^-]}{[CH_3COOH]} = \dfrac{[0.0012][0.0012]}{[0.1]} = 1.44 \times 10^{-5}$

㉚ 0.1 M アンモニアから解離する $[OH^-] = x$ M とする。

$\dfrac{[NH_4^+][OH^-]}{[NH_4OH]} = \dfrac{[x] \times [x]}{0.1 - x} = 1.8 \times 10^{-5}$ 　x M は 0.1 M に比べて極めて小さいので $0.1 - x \fallingdotseq 0.1$ とみなして

$x^2 = 1.8 \times 10^{-6}$ 　$x = \sqrt{1.8 \times 10^{-6}} = 1.34 \times 10^{-3}$ M $\cdots [OH^-]$

$[H^+] = \dfrac{1 \times 10^{-14}}{1.34 \times 10^{-3}} = 0.746 \cdots \times 10^{-11}$ M 　より　$pH = -\log[7.5 \times 10^{-12}] = 12 - 0.9 = 11.1$

〔編著者〕

谷口亜樹子（たにぐちあきこ）　東京農業大学農学部　教授
古庄　律（ふるしょうただす）　東京農業大学国際食料情報学部　教授
松本　憲一（まつもとのりかず）　大妻女子大学短期大学部　名誉教授

〔著　者〕（五十音順）

上田茂登子（うえだもとこ）　元近畿大学農学部　講師
浦本　裕美（うらもとひろみ）　仁愛大学人間生活学部　教授
片平　理子（かたひらりこ）　神戸松蔭女子学院大学人間科学部　教授
小早川和也（こばやかわかずや）　名古屋文理栄養士専門学校　教員
舘　和彦（たちかずひこ）　愛知学泉大学家政学部　教授
津久井　学（つくいまなぶ）　関東学院大学栄養学部　准教授
中川　裕子（なかがわゆうこ）　山梨学院短期大学　教授
名取　貴光（なとりたかみつ）　山梨学院大学健康栄養学部　教授
前田　節子（まえだせつこ）　静岡県立農林環境専門職大学生産環境経営学部　教授
若林　素子（わかばやしもとこ）　日本大学生物資源科学部　教授

基礎から学ぶ　食品化学実験テキスト

2014年（平成26年）9月5日　初版発行
2024年（令和6年）1月15日　第9刷発行

編著者　谷口亜樹子
　　　　古庄　　律
　　　　松本憲一
発行者　筑紫和男
発行所　株式会社 建帛社 KENPAKUSHA

〒112-0011　東京都文京区千石4丁目2番15号
TEL　（03）3944-2611
FAX　（03）3946-4377
https://www.kenpakusha.co.jp/

ISBN 978-4-7679-0500-6　C3077
©谷口，古庄，松本ほか，2014.
　　　　　　　　幸和印刷／田部井手帳
Printed in Japan

本書の複製権・翻訳権・上映権・公衆送信権等は株式会社建帛社が保有します。

JCOPY〈出版者著作権管理機構　委託出版物〉
本書の無断複製は著作権法上での例外を除き禁じられています。複製される場合は，そのつど事前に，出版者著作権管理機構（TEL 03-5244-5088，FAX 03-5244-5089，e-mail:info@jcopy.or.jp）の許諾を得て下さい。

おもな実験器具①

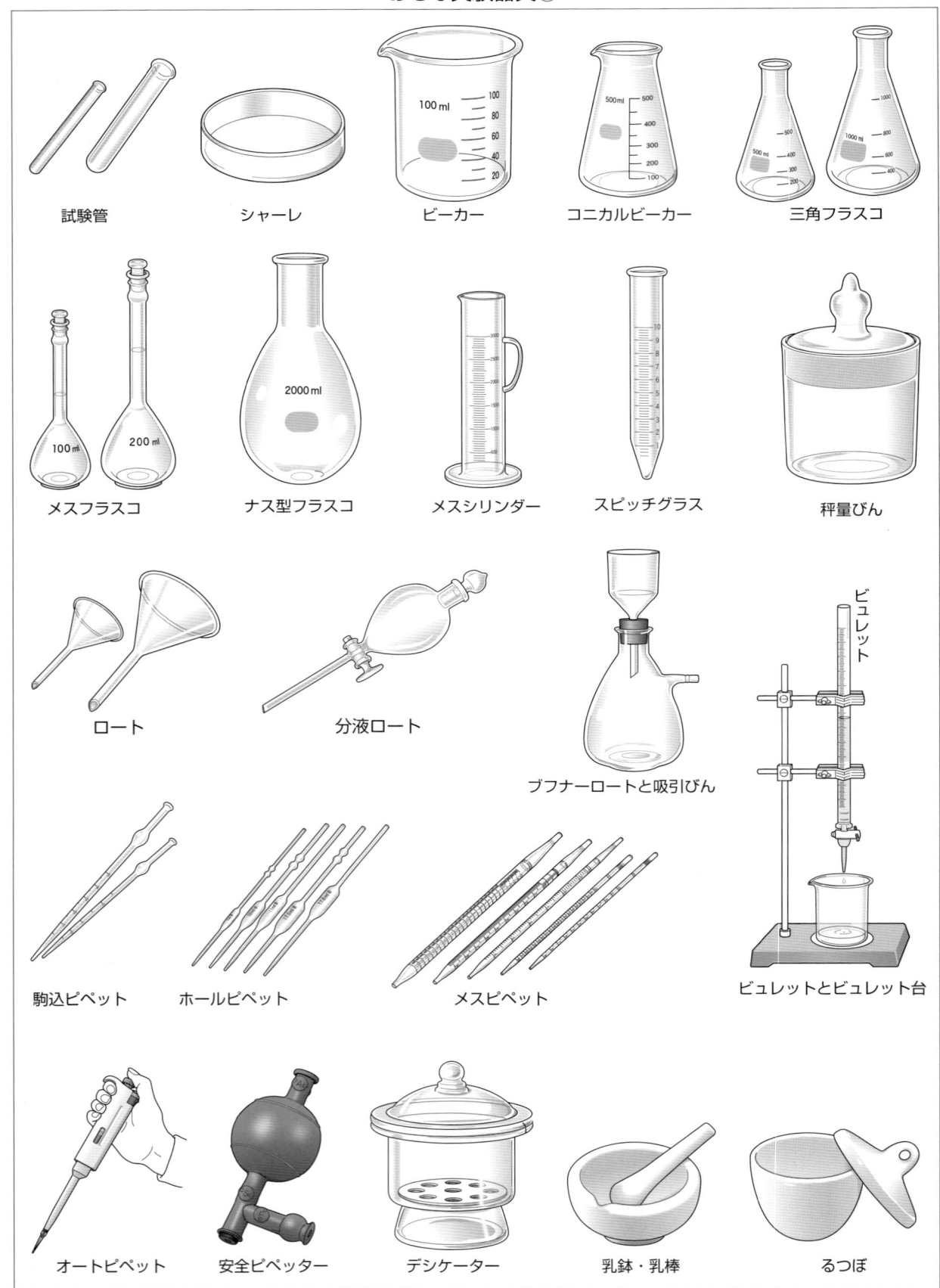

試験管	シャーレ	ビーカー	コニカルビーカー	三角フラスコ
メスフラスコ	ナス型フラスコ	メスシリンダー	スピッチグラス	秤量びん
ロート	分液ロート	ブフナーロートと吸引びん		ビュレットとビュレット台
駒込ピペット	ホールピペット	メスピペット		
オートピペット	安全ピペッター	デシケーター	乳鉢・乳棒	るつぼ